精神科看護
THE JAPANESE JOURNAL OF PSYCHIATRIC NURSING

2020.6 CONTENTS
vol.47 通巻 333 号

特集

ひきこもりの人と その親へのケア

004
ひきこもり支援の前線
いま必要とされる精神科看護
松本和彦

011
長期ひきこもり当事者の親の支援
山根式ひきこもり支援システムモデル（山根モデル）
山根俊恵

017
「関係性の病」としてとらえるひきこもり
親子関係の回復を支援する
山根俊恵

研究報告

精神科訪問看護における動機づけ面接 024
統合失調症の成人男性へのコンサルテーション事例をとおして
和田剛宗　野口由美子　滝 千代　阿部由季子

特別記事

神奈川県立精神医療センターにおけるBCPの活用状況 054
新型コロナウイルス感染症の脅威のなかで
石田正人

ANGLE

タクティール® ケアがもたらす
安心感と穏やかさを届けるコミュニケーション 064
田仲和子

連載

CVPPP（包括的暴力防止プログラム）～ダイジェストマニュアル～② 032
下里誠二

メンタル・ステータス・イグザミネーション(54) 034
武藤教志　深田徳之（コラム）

どん底からのリカバリー⑧ 050
増川ねてる

看護場面の再構成による臨床指導㉗ 059
松丸直美　松樹八々　宮本眞巳

学の視点から精神保健（メンタルヘルス）で地域をひらく③ 070
安保寛明

坂田三允の漂いエッセイ(171) 072
坂田三允

喪失と再生に関する私的ノート(78) 074
米倉一磨

精神科認定看護師　実践レポート③ 076
松永深雪

写真館(219)◉池田 碧さん・真央さん II
大西暢夫

クローズアップ 041
医療法人社団楽優会札幌なかまの杜クリニック
（北海道札幌市）
編集部

次号予告・編集後記 080

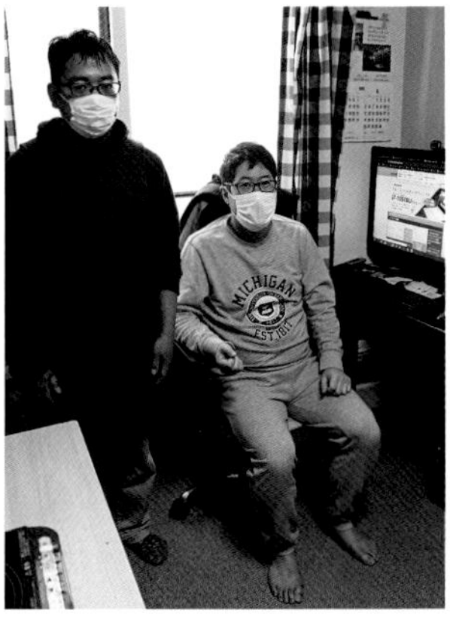

ひきこもりの人と その親へのケア

◉ ひきこもり支援の前線 ◉
◉ 長期ひきこもり当事者の親の支援 ◉
◉「関係性の病」としてとらえるひきこもり ◉

特 集 に あ た っ て

◎編集部◎

8050問題（80代の親が50代の子どもの生活を支え，結果として社会的に孤立状態に陥るという問題）——この言葉はメディアをとおし，ひきこもり問題を代表するワードとして周知されつつある。この問題への対策が急務であることに異論はない。だが一方で，悪質な一部の団体が，ひきこもり状態の長期化に苦悩する家族から，いわば力づくで当事者を引きはがし，自立支援施設へ連行するといった問題も生じている。

2019年3月には，これまでひきこもりとして数えられなかった，40代以上でひきこもり状態にある人々が約61万人いることを内閣府が発表した。若年層とあわせると100万人以上の人々とその家族が苦しんでいることになる。この状況に対して，精神科病院はどのようにかかわり得るのか。

本特集では，まず「ひきこもり支援の前線」として，「ひきこもり」をケアするための支援機関の紹介やケアの基礎・基本について解説する。そして，ひきこもり支援の核ともいうべき家族への支援の方法とともに，すでにメディアなどで本邦において広く知られている山口大学の山根俊恵先生によるひきこもり支援システム（山根モデル）について具体的な事例とともに紹介する。今後，ひきこもり支援に取り組もうと考える援助職にとって必須の内容となっている。

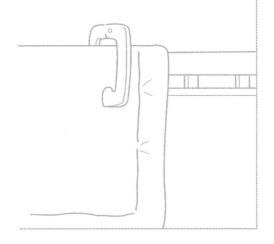

ひきこもり支援の前線

いま必要とされる精神科看護

執筆者

一般社団法人コミュニティ・デザイン
（佐賀県鳥栖市）代表理事
株式会社ハートケア鳥栖（佐賀県鳥栖市）
代表取締役／統括所長／精神科認定看護師
松本和彦 まつもと かずひこ

はじめに

　行政上で「ひきこもり」という言葉が使用されたのは，1991（平成3）年に厚生省（当時）が開始した「引きこもり・不登校児童福祉対策モデル事業」がおそらくはじめてのものである。それから約30年が経った。近年，80代の親が50代の子どもの生活を支える「8050問題（9060問題）」も注目され，社会的な問題となっている。2019（平成31）年3月に40〜64歳のひきこもり状態の人が61.3万人いると内閣府は推計を公表し，2015（平成27）年に実施した，15〜39歳の「若年ひきこもり」の調査結果と合わせて115万人以上となっている。

　ひきこもりはこれまで不登校の延長というとらえ方で，「親のしつけ」や「現代社会における若者特有の心理」を発端とする問題として位置づけられてきた経緯がある。しかし，内閣府や各自治体の調査から，退職や職場内の人間関係，病気などがきっかけでひきこもりにいたったことや，ひきこもりの長期化や親の高齢化が深刻な問題として，認識せざるを得ない状況にあることは言うまでもない事実となっている。また，ひきこもりとされる人のなかには，精神疾患と診断されてはいないが，各種精神疾患と同様の症状を呈する社会的ひきこもり状態にある人も

少なからず存在する。

この状況に対して，ひきこもり支援の前線を読者に知っていただくことや，精神科病院ならびに精神科看護師として，どのようにかかわり得るのか。実際のつながりと看護ケアを紹介し，今後の取り組みのあり方を検討したい。

用語の定義

厚生労働省は2007（平成19）年に「ひきこもりの評価・支援に関するガイドライン」[1]を作成し，ひきこもりを「様々な要因の結果として社会参加（義務教育を含む就学，家庭外での交遊など）を回避し，原則的には，6ヶ月以上にわたって概ね家庭にとどまり続けている状態」と定義している。狭義のひきこもりは，「自室から出るが，家からはほとんど出ない状態」「準ひきこもりは，他者とかかわらない形での外出ができる状態」としている。

なお，不登校については，年度内に30日以上欠席した児童生徒（小学1年生〜中学3年生）のうち，なんらかの心理的，情緒的，身体的，あるいは社会的要因，背景により，児童生徒が登校しない／したくともできない状態にある者（ただし，「病気」や「経済的理由」による者を除く）と文部科学省などによって定義されている。

ひきこもり支援の現在

1) ひきこもるのには多くの要因がある

ひきこもりにいたる要因は単一ではなく，なんらかの病気または障害によるものであった

り，家庭内不和や学校でのいじめ，教師による指導ハラスメント，職場におけるパワーハラスメントなど人間関係上のトラブルにより精神的な不調に陥り，社会適応が困難となることがある。また，明らかな要因が見あたらないケースもあるため，原因探しによって，ひきこもり当事者も家族も疲弊して，解決の糸口が見えなくなることが往々にある。

日本の文化は一般的に学校を経て就職し，生計を立て，結婚して家庭を築き，子孫をつくるなどメインストリートを歩むことが理想であり，ある日突然，不登校やひきこもりとなり横道にそれると，家族をはじめ，まわりは「早くメインストリートに戻そう」と必死になる。私たちは，幼少期より親や教師らによって「人に迷惑をかけるな」「みっともないことをするな」「恥を知れ」という刷り込みをされてきている。つまり，歴史的に「恥」にこだわる感覚を育てられ，それが現代社会の常識となり，恥を恐れる文化となっている。不登校やひきこもりの問題に対して，当事者および家族も苦悩し，偏見を恐れて，容易に相談窓口を訪れることができないという状況もある。このような状況は，ひきこもりを長期化させる要因となり，「8050問題」につながっていると筆者は考える。

また，生物学的要因として，発達障害や不安神経症，統合失調症などの精神疾患もひきこもる要因であり，上述している社会的ひきこもり状態にある人も含め，適切な時期に必要な医療を受けることができなければ，主症状や併発する症状も出現し，さらに症状は逼迫していく。そうなれば本人の精神的苦痛は増し，家族も多大なる影響を受けることとなる。

表1 ひきこもり問題の啓発や支援を行う機関

①ひきこもり地域支援センター
都道府県，指定都市に設置している機関であり，ひきこもりに特化した専門的な第一次相談窓口としての機能を有する。このセンターは，ひきこもり当事者や家族が地域のなかで，まずどこに相談したらよいかを明確にすることによって，より適切な支援に結びつきやすくすることを目的としたものであり，センターに配置される社会福祉士，精神保健福祉士，臨床心理士などのひきこもり支援コーディネーターを中心に，地域における関係機関とのネットワークの構築や，ひきこもり対策にとって必要な情報を広く提供するといった地域におけるひきこもり支援の拠点としての役割を担うものとなっている。
②生活困窮者自立支援制度における各種事業所
自立相談支援事業や就労準備支援事業などを行う事業所は，ひきこもりの状況にある人に対し，原則アウトリーチ（訪問支援）を中心に，本人や家族と面談し，希望に応じて再就職を行えるように支援する。ひきこもり地域支援センターと連携し，支援機能の強化をはかっている。
③精神保健福祉センター
ひきこもり家族教室などを定期的に実施し，ひきこもり当事者への対応などの講話や家族同士の意見交換などを行っている。
④保健所
ひきこもりの問題に対して，保健師による電話相談，面談，専門医による面談，アウトリーチを行っている。
⑤地域若者サポートステーション
ニートやひきこもりなどで働くことが困難な15～39歳までの人に向けた就労支援を行っている機関で，厚生労働省が委託した全国のNPO法人，民間企業などが運営している。就労に関する相談・面談や就労体験，面接指導など，障害の有無にかかわらず，就労に向けた総合的な支援を行っている。
⑥民間事業
不登校やひきこもりの状態にある本人や家族に対し，アウトリーチや施設への来所にて，自己肯定感や自尊心の回復のためにカウンセリングを実施したり，家族がわが子に対する適切な理解と対応方法を学ぶことを目的に家族心理教育を行っている。また，当事者の居場所支援，就労支援など，多岐にわたる支援に対して，なんの支援を中心にしているかは，事業所によってサービスの内容は異なる。
⑦精神科病院，クリニック
長期ひきこもりの場合は，家族相談が中心となっており，かつ問題が重いと想定される場合には，精神科医療機関から積極的に往診することが求められている。診断の確定や家族相談だけでは得られない情報が得られることや，ひきこもり当事者との関係性の構築が促進され，症状に対する薬物療法や精神療法などの治療が行える利点がある。しかし，往診を積極的に行っている医療機関は不足しており，従来どおり，病院に行くというスタイルが基本であるため，スムーズに病院を受診することは容易ではなく，仮に当事者が病院に行く覚悟ができたとしても病院の都合と合わなかったり，予約していてもいざとなると受診できなかったりするケースが多い。

＊そのほか，市町村独自の不登校，ひきこもり支援事業を実施しているところや，行政，民間事業ばかりではなく，フリースクール，家族会，地域活動支援センター，民生委員，児童委員の方々も本人や家族の相談対応をしている。

2) 支援機関の課題

　ひきこもりの問題は，潜在化する傾向があるため，地域では十分に認識されない可能性が高い。ひきこもり問題の情報を継続的に発信し，啓発活動を行っていくことで，理解者を増やすことができる。そのことにより，地域のネットワークが拡大し，当事者や家族が相談をしやすくなり，早期に対応することが可能となってくる。現在，ひきこもり問題に対する啓発や実際の支援を行っている支援機関を表1にまとめた。

それぞれの機関の支援方法，専門性と，ひきこもり当事者，家族の思いや背景にどのようにマッチングできるかによって支援の効果もバラつきがみられるが，筆者が大切にしたいことは，当事者や家族に対して，早期の変化を求めず，その方のペースを尊重し，共感や承認，肯定的アプローチを中心にかかわっていくことだ。その際の留意点として，向き合うべきは自らのもつ「価値観」である。特に自分が考えている「正しさ」を当事者や家族に押しつけてしまうことに注意している。現代の日本にとって，「学校へ行く」「働いて自立する」ということは普遍的なものであり，何かをしなければならないという価値観に追い詰められていると思われる。筆者も当事者や家族の相談を受けると，「学校」や「働く」というワードが湧き上がってくるため，支援の先にあるものは学校や就職だけではなく，当事者自身の効力感や肯定感を取り戻すことであると常に意識して考え方を修正している。

上述のように，支援機関はたくさんがあるが，筆者の事業所も含め，発展途上にある支援機関も多いと思われ，知識や経験が追いつかず，ひきこもり地域支援センターや精神科病院に依存する支援機関も存在していることは確かである。家族からの話でよく聞く内容として，市役所の窓口に行ったが，担当の課がないため保健所を紹介され，保健所に相談したら「精神科病院を受診しましょう」と言われたということである。ひきこもっている本人は行かないため，家族だけで病院に相談に行くが，「本人が来ないとみれない」と言われ，たらい回しにされた結果，最終的には再び行き詰まってしまい，家族も誰に頼っていいのかわからず，社会に見捨てられたような気分になる。身も心もボロボロになりながら，他者に頼れず再び家庭内で当事者と同じ生活をくり返すこととなり，家族もまた家庭内や地域で孤立感が継続することとなる。

このように他機関に依存する支援機関は，ひきこもりだけを専門としていないことから，専門性が集中しないことや経験が蓄積されない人事異動システムなどが課題と筆者はとらえている。また，ひきこもり支援の中核を担うひきこもり地域支援センターのマンパワーが確保されていないため，「当事者や家族に必要なときに必要な支援が提供できていないのでは」と不安を覚えてしまうことがある。新規相談の受付，家族面談，支援プログラム作成，家族心理教育やアウトリーチ支援，就労支援，他機関との連絡調整など，多岐にわたる業務があるなか，少人数で対応，支援している。これは都道府県が民間事業者に委託しているため，限られた財源で運営を行っていかなければならず，容易にマンパワーの確保ができないことも要因となっていると思われる。ひきこもり支援は，各都道府県に設置しているひきこもり地域支援センターの充実が叫ばれる状況において，設置主体の都道府県の理解度がポイントとなり，ひきこもり支援における職員の教育も含め，ひきこもり支援の充実のための課題は山積しているといっても過言ではないと感じている。

家族とのかかわりにおいては，家庭内の人間関係を円滑に保つことと，安心できる環境を整えるために，当事者と家族が対話をできるように調整することである。そのためには，家族が当事者の思いや，いまある姿を理解することだと考えるが，家族への支援については，ひきこもり支援の最前線で活躍されており，「山根モデ

ル」を確立された山口大学大学院教授の山根俊恵先生によって後述されるため，具体的内容はご確認いただきたい（p.16）。

ひきこもり支援，こうした方法は逆効果！

1）それは支援か？

近年，ひきこもり支援という大義名分で，「引き出し屋」が横行している。以前より「ひきこもり」に関連した内容でテレビや雑誌などで取りあげられていたが，2019（令和元）年5月に神奈川県川崎市で小学生らが刺され20人が死傷した事件や，同年6月，元農林水産省の事務次官が息子を刺殺した事件の背景にひきこもりがあったとされ，ひきこもりがあらためてクローズアップされた。連日ワイドショーや報道番組などで，山根先生ら見識ある方が誤った認識をしないようにていねいかつ適切に解説されていたが，一方でこの問題に対処できる「専門的なひきこもり支援機関」として，再び「引き出し屋」が取り上げられるようになった。

その「支援」内容は，親の依頼で担当者が自宅を訪れ親と打ち合わせた後に，ひきこもり当事者の部屋に行き，「親が困っている」「一緒に生活をするべきではない」と本人の問題となっていることについて追い込み，本人の自己決定をもとに自宅を離れる。そして，自立支援施設で一定期間過ごし，施設職員の指導のもとで生活行動の自立と他者とのコミュニケーション，就労支援などのサービスを受け，ひきこもりからの脱却をするという内容である。

2）親は苦悩のただなかで

長期ひきこもりに悩む親は，自身の高齢化や介護の問題，経済的な問題など，いわゆる8050問題に直面する。それでも，ひきこもるわが子の思いをくみとり，子どもの不安が増さないように，そして自分たち自身の不安も高まらないようにあの手この手で一生懸命に支えてきた。また，行政に相談をするが，最終的に就労や病院受診を勧められるだけで具体的な対処方法の助言がなく，将来への不安感が生じ，上述のような，テレビや雑誌でセンセーショナルに紹介されている「引き出し屋」に興味関心が一気に注がれる。親は藁にもすがりたい思いであるため，子どもの将来のためになるならばと支援を依頼するという状況になる。メディアで取りあげられているように，ひきこもり当事者の生活の自立度が高まり，親の不安や心配は軽減され，施設職員の指導を受け社会復帰できたケースもあったかと思うが，ひきこもり支援ビジネスに着目し，本人の意志や想いをくみとらず，望んでいない支援を押しつける業者が多数存在しているのも事実である。そのような業者は，子どもの将来を心配し，焦っている親の同意のみで，強引にひきこもり当事者の部屋に入り，強い口調で説得し，言葉巧みに断れないように追い込み，時には同意がなくとも強引に自立支援施設に連れていくことを行っている。このような業者は専門職をうたっているが，当事者の心に寄り添うことはなく，精神的に追い詰めるような言動で，当事者を支配関係においている。自己決定権がなく，事実上の監禁状態におかれることも少なくないといわれており，これは紛れもない人権侵害になっていると思われる。

それだけではなく，契約料や月額のサービス

料も高額となっており，契約料で300万円，月額サービス料で100万円を支払うこととなった親もいる。「放置すれば犯罪を起こす可能性が著しく高い」「お子さんを救えるのは私たちだけ」と長い時間説得し，契約するケースもある。ひきこもり当事者の心の安定を支え，社会復帰に対する意欲の向上を願っている親の思いとは逆に，法外なお金を支払い，人権を侵害され，強要された生活になるため，消費者トラブルなどで民事裁判となるケースも少なくない。何より，当事者に，人としての存在価値に大きな傷を負わせ，より一層，対人恐怖や社会に対する不信感を植えつけることとなっていることは悲しくもあり，支援者として強い憤りを感じる人が多いことを筆者は強く訴えたい。

3) もし自分が当事者だったら，親だったら

　メディアの取りあげ方にも問題提起をしたい。神奈川県の死傷事件後，民法各社，ネット放送局もこぞって「ひきこもりの実態」として自立支援施設の特集を組んだり，そこの職員を有識者扱いでゲストとして解説させているものを見た。ドキュメンタリーとして，「これこそがひきこもりで悩む者と家族の支援だ」と言わんばかりの取りあげ方をしていた。筆者は連日放送されるものに対して，できる限りチェックしていたが，不快に感じるものばかりだったことをいまでも覚えている。このような悪質業者が，テレビという影響力があるメディアに特集されるということは，メディアが不適切なものを宣伝していることにもつながり，藁にもすがりたい親の心理につけこむことに加担する結果につながることもある。撮影，取材，編集する過程において，悪質業者の目に余る発言や行動

がなされていた場合は，放送倫理上の問題とならないように編集されていると思われるが，自分が当事者だった場合，親だった場合に本当にこの業者が行っている支援を利用したいのかを考えてもらいたい。いままさに現代の日本で行われている乱暴な支援であることを知り，それとは逆に良心にしたがってひきこもり当事者や家族に寄り添い，適切に運営している支援団体があることを広く国民に伝えてもらいたいと考える。

長期のひきこもり当事者が 医療にどうつながるか

1) ひきこもり当事者にとっての精神医療

　発達障害や不安神経症，統合失調症などの精神疾患が理由でひきこもっている場合や，明確な疾患や障害が顕著でないにもかかわらずひきこもっている場合など，状況はさまざまであり，医療の導入や継続に対して容易ではない状況がある。理由は単純明快で，自らの意思によって病院に行かないことである。精神科病院では，病識や病感という言葉を使い，医療従事者間で会話することが多いが，そのような自覚の問題だけではなく，本人にとっては家族を含め他者と顔を合わせる，会話するということに多大なるストレスがかかるため，そもそも外出できない状況にあるためである。

　また，精神科医療に関する誤解や偏見をもっているひきこもり当事者に対して安易に受診を勧めれば，勧めた者との関係性が崩れたり，受診への拒絶感が強化されることとなりやすい。なかには，過去に非自発的入院の経験があり，

その入院について親の悪事と思い込み，退院以降一切通院しないケースもある。上述していることであるが，家族が各所に相談に行った結果，精神科病院を紹介され，相談に訪れたが「本人が来ないと診察ができない」「お母さん（お父さん）が干渉しすぎ」など，家族が希望をもてるようなリアクションがないこともある。無論，筆者も以前は精神科病院で勤務していたため，精神科病院のリアクションも理解できないことはない。しかし，家族だけが相談に来たということは，当事者が受診を拒んだり，受診について声をかけづらい状況があることは察するに余りあると思われるため，効果的な対応方法や保健所やひきこもり地域支援センターなどの関係機関と連携を強化することなどを家族に伝えることができれば，「病院も考えてくれている」というような心強さは増すのではないだろうか。

2）実際の支援へのつながり方

実際の支援では，ひきこもり当事者へ受診を勧める場合，決して強引に勧めることはしない。関係性を重視し，当事者とかかわっているため，「眠れない」「お腹が痛い」「胃が痛い」「頭が痛い」という身体的な症状や，「不安感」「自己否定感」「視線恐怖」「幻聴」といった精神症状などは把握している。支援自体は比較的長期にいたった状況で始まるパターンが多いため，このような症状はすでに慢性的になっていることが少なくない。まずはそのような身体的症状や精神的症状で苦しんでいる本人のつらさを最大限受容，共感し対応することである。

次に当事者は，自らの状況を理解したい思いから，インターネットなどで疾患，障害を調べ，自身にあてはめている当事者も多いため，その受けとめ方を確認し，誤解や偏見があれば解消できるように心理教育を行っていく。そして，本人が肯定的に考えることができるようにほかのケースで病院受診に結びついた例を説明する。これは本人の自己決定を重要視したかかわり方の一例である。ひきこもりの背景に「人間関係の不和」に関連した，トラウマや不信感がある当事者が多いため，必要な治療で通院を余儀なくされる場合は，自己決定を中心にしないと治療の継続が期待できない場合が多い。

ひきこもり支援は，医療につなげることや薬を服用することが最大の目的ではなく，当事者のなかで何が起こっているのか，また当事者をめぐる家庭や社会環境に問題点はないか，医学的な視点も含め十分に検討し，ひきこもり当事者のこころとその動きをみて，支援していくことだと考える。

〈引用・参考文献〉
1）厚生労働省：ひきこもりの評価・支援に関するガイドライン：厚生労働科学研究費補助金こころの健康科学研究事業「思春期のひきこもりをもたらす精神科疾患の実態把握と精神医学的治療・援助システムの構築に関する研究」．https://www.mhlw.go.jp/file/06-Seisakujouhou-12000000-Shakaiengokyoku-Shakai/0000147789.pdf（最終閲覧2020年4月21日）
2）江口昌克編：ひきこもりの心理支援—心理職のための支援・介入ガイドライン．金剛出版，2017.
3）総社市ひきこもり支援等検討委員会編：ひきこもりサポーター養成テキスト．社会福祉法人総社市社会福祉協議会，2019.

長期ひきこもり当事者の親の支援

山根式ひきこもり支援システムモデル（山根モデル）

執筆者

山口大学大学院医学系研究科（山口県宇部市）
教授／精神科認定看護師
山根俊恵 やまね としえ

ひきこもり支援を始めた経緯

　筆者は，2005（平成17）年にNPO法人ふらっとコミュニティを設立し，民家を借りて精神障がい者の地域支援を開始した。精神保健・医療・福祉分野に関する研究や地域活動を行っているなかで，制度の狭間で誰からも支援されてこなかった「ひきこもり者とその家族」の存在を目のあたりにし，精神看護の専門職として取り組む必要性を強く感じるにいたった。主な動機としては，以下の3つがあげられた。

①ひきこもり家族の孤立と孤独死の実態：孤独死というと一般的には独居がイメージされる。しかし，筆者の研究において，家族同居での孤独死の実態が複数あり，ひきこもり家族の地域社会からの孤立や貧困，セルフ・ネグレクトの深刻化，支援不足などの課題が浮き彫りとなった。

②介護支援専門員のスーパービジョンにおいて「要介護の親＋ひきこもりの子」の事例増加が見えてきた：ひきこもり者の支援は介護支援専門員の役割ではないが，要介護者支援において家族支援は欠かせないため，要介護の親をもつひきこもり者を無視はできない。しかし，ひきこもり相談の窓口が不明で連携が困難であった。

③ひきこもり家族会の課題：家族会は「自由討論型」で支援者が介入しないといった形で運営されていることが多い。親はわかり合える仲間ができ，支えられ，楽になり，家族会の機能としては非常に効果的であると思われる。しかし，家族教室で得たことを子どもに活かせず，家族関係に変化がないため，支援の段階が家族支援にとどまり，長期化していた。

2015（平成27）年より山口県宇部市独自事業として委託を受け，「ひきこもり相談窓口の設置」「家族心理教育」「アウトリーチ」「居場所の設置」を一体的に行うこととした。県中心のひきこもり地域支援センターにお任せではなく，市町を中心とした支援体制の構築が必要であると考えたからである。

ひきこもり長期化の要因

1）ひきこもり問題への治療的流れ（依存症モデル）

ひきこもりは，依存症と同様に「否認」の病理が基本的にある。ひきこもっている事実を「子どもはひきこもりではない」と否認する，「その気になれば抜け出せる」と過小評価する傾向はアルコール依存症と同様である。また，家族との関係においては共依存的になりやすいという点でも似ている。ひきこもり者は，経済的のみならず心情的にも親に依存しており，母親は「ダメなわが子の面倒を見る母親」という役割に依存しているため，問題意識をもつことが難しい。また，「この子がこうなったのは自分のせいではないか」と自身を責め，ひきこもりのわが子を抱え込むようにして守ろうとすると，次第に距離が近くなってしまう。そうすると冷静な判断ができなくなり，周囲のかかわりを受け入れられなくなる。これもまた，相談機関や医療機関への受診行動が遅れる要因の1つである。治療面においては，家族会や自助グループが有意義であるという点においても似ている。家族の担っている役割は，「叱責」「小言」「懇願」「攻撃」「距離をおく」「尻拭い」であり，親として，できることはすべてやりつくしている。そして，それがうまくいかないことはわかっていてもほかの方法を知らないため，延々とくり返すことしかできないのである。また家族の多くは，子どもがひきこもることで「叱咤激励」を行う。そして，それ以外の接し方を学ぶ機会がなかったために，「叱咤激励」をくり返すことになる。こうした「がんばって乗り越える」という考えに固執することで，ごく一般的な，多少の困難ですら，「乗り越えなくてはならない」という考え方にとらわれてしまう。結果として，「叱咤激励」をやりつくした末にあきらめの境地にいたってしまう。

この悪循環に気づき，共依存関係を改善させる方法として，CRAFT（コミュニティ強化と家族訓練：Community Reinforcement And Family Training）という認知行動療法に着目し，プログラムに取り入れることにした。CRAFTは，物質乱用の問題をもつにもかかわらず，治療を拒否している人の家族や友人のための実証にもとづいた治療プログラムである。CRAFTは，厚生労働省が作成した「ひきこもりの評価・支援に関するガイドライン」[1]でも紹介されており，「できることはすべてやり尽くした」と思っている人を対象につくられたものである。叱責し，

小言を言い，懇願し，あるいは物で釣ったり，距離をおいたりしながらがんばってきた人に，まだ試したことがない方法を採用している。自分自身とひきこもりの子どもとの関係性を変えてもらい，それによって家族の不安な気持ちを減らすとともに，ひきこもり者が安心して変化を起こせるようにするものである。

ひきこもり家族心理教育

1) 従来の家族支援の課題

　ひきこもりの支援は，「ひきこもりの評価・支援に関するガイドライン」においては4段階とされ，出会いと評価の段階における家族支援から，当事者の個人的な心の支援へといったように諸段階を1段1段上っていく過程だとされている。しかし，第1段階とされる家族支援は，家族相談窓口の設置や家族会への支援が中心である。家族会は家族のための集まりであり，「本人をひきこもりから救うこと目的ではない」「相談の場ではない」「体験談を主体的に学びとり，成長していく場」とされ，いわゆる言いっぱなし，聞きっぱなしといった「自由討論型」で支援者が介入しないといった形で運営されていることが多かった。家族教室で得たことを活かせないため，家族関係に変化が見られないまま，当事者の個人的な心の支援まで到達せず，長期化しているのである。家族が家族教室で得たことを日常生活での当事者とのかかわりのなかでいかに有効に活かしていくかが，ひきこもりの家族支援の課題であると考えている。特に学習した対処技能を実際の生活に取り入れることができるような支援体制が望まれている。

　そこで，筆者は後述する「ひきこもり家族心理教育基礎編6回プログラム（1セッション2時間程度，原則として1回／週）」を開発した。さらに修了後は，実践編として1回／月のフォローアップを行っている。現在，火曜・木曜・土曜・日曜・夜グループがあり，市外・県外を含め約70名の家族が参加している。

2) ひきこもり家族心理教育の考え方

　従来のひきこもり家族教育は，「ひきこもり者や家族の問題行動は，ひきこもりに関する正確な知識が欠けているために起きている」と考え，欠けている知識を補うことにより自己管理能力の促進をはかろうとするものが多かった。これは“治療モデル”の考え方で，ここでは，専門家が家族に不足しているものを補う，という関係となる。これに対して，心理教育的援助では，現在の家族の行動はこれまでおのおのの経験や周囲の人たちとの関係のなかでの対処であり，工夫した行動であると考える。そして，専門家がこれらを尊重しながら，相互交流を参加者ともち，その相互交流におけるやりとりの体験をとおして，家族が自分にあった対処法を獲得していくというものである。これは，“相互作用モデル”に立つものである。

　プログラムに参加する家族は，専門家と異なるひきこもりへの認知スキーマや対処技能をもっている。これらの対処技能のレパートリーは，専門家の目には不適切にみえたり，重要なスキルは欠けていると映ったりすることもある。しかし，たとえそうであっても，すでに彼らはそれを用いて生活のなかで問題に取り組み対処している。心理教育では，家族のもつスキーマやスキルと，専門家の考えるスキーマやスキルと

表1　筆者の開発したプログラムの構成

基礎編（目的）
①ひきこもりに対する正しい知識をもつ。
②子どもの「生きにくさ」の背後にある問題を理解する。
③家族の「コミュニケーションパターンの悪循環」を理解する。
④適切な対応方法を学び，子どもとの関係を改善する。
⑤腫れ物にさわるようなかかわり方ではなく，本来のコミュニケーションをとりもどす。
⑥家族自身の負担が軽くなり，元気をとりもどすことができる。

基礎編（プログラム内容）
①第1回：ひきこもりのメカニズムや生きづらさを理解しよう
②第2回：「対話」のあり方について理解しよう
③第3回：問題と感じる行動（暴力など）を振り返り，その方法を理解しよう
④第4回：ポジティブコミュニケーション・好ましい行動を増やす方法を理解しよう
⑤第5回：先回りをやめて，子どもとしっかり向き合う方法を理解しよう
⑥第6回：これからの対応方法を一緒に考えよう（元ひきこもり当事者の話など）

実践編（目的）
①基礎編で学んだ知識を実践し，些細な子どもの変化に気づくことができる。
②子どもが家庭内でできることや親子の会話の量を増やすことができる。
③対応に困った場面を振り返り，具体的な対応方法を学ぶ。
④受診のタイミング，個別支援，アウトリーチへの移行のタイミングを逃さない。
⑤子どもに合った目標設定をし，子離れ親離れできるような支援ができる。

の相互作用の結果，これまでの家族会の人たちがもっているスキーマやスキルが影響を受け，

変化した形で実生活のなかで実行されると考えるため，援助の場での相互作用を重視する。

3）家族心理教育の構造

　家族心理教育は，参加者による相互交流を重視するよう構造化されている。家族が問題に取り組みやすくなるような情報を伝える「教育セッション」と，実際に問題にどのように取り組んだらよいかという対処方法について話しあう「家族グループセッション」からなる。講義資料は，図や表，例を用いたわかりやすいものを作成して情報提供を行い，ホワイトボードを使って整理をし，質疑応答の時間をつくる。家族グループセッションでは，肯定的コミュニケーションを用いて参加者同士の相互交流を促進し，互いの共通性を確認し，参加者が取り組みやすくなるようなリフレイミングをすることにより，問題に対するさまざまな対処案を出し合う。家族は，ひきこもりが長期化するなかで，子どもに対して批判的，否定的な評価をしている場合が多いが，心理教育プログラムの参加をとおして自分の感じている問題がほかの家族の悩みと共通していることに安心し，次第に子どもの肯定的側面を認めることができるように支援した。そして，さまざまな対処方法についての話しあいやロールプレイングをとおして，子どもへの対応やコミュニケーションが変化していくように支援している。プログラムの内容は表1にまとめた。

4）グループワークの効果

　グループワークは，グループのもつ力を最大限に引き出すことにより，個別ケアとは異なる援助を行えるという特徴がある。グループワー

表2　5年間の活動実績

	新規相談	延相談件数	家族心理教育		アウトリーチ		居場所支援	就職復職
			基礎編	実践編	延人数	訪看移行		
2015年度	30件	82件	9名	213名	9名		236名	2名
2016年度	30件	400件	17名	214名	9名		212名	2名
2017年度	37件	507件	21名	296名	17名		321名	5名
2018年度	48件	731件	22名	432名	30名		747名	16名
2019年度	75件	745件	17名	598名	27名（利用者7名）	220名（利用者9名）	1042名（利用者40名）	12名

クの有効性については，参加者が抱える問題や課題の改善をめざすために，社会の縮図としての集団のなかで，現実の生活場面により近い体験をすることにある。グループのなかでの自己表現に対する他者の反応を“いま，ここで”体験し，多くの気づきを得たり，グループにおける他者との相互交流の観察をとおしたりして模倣学習することが現実検討能力を高めていくのである。

　ここでは，グループに参加するメンバーは，グループでの体験をとおして，自分と他者の違いに気づいたり，自分自身の傾向を認識したり，新たな知識や情報を得たり，新たな対処方法を獲得したり，変化や成長を経験することができる。また，グループのなかで生じる変化や発展を引き起こすといったグループダイナミクスによる効果がある。

　これまで，周囲からは親の育て方が問題だと責められてきた，あらゆる相談機関に相談しても何も解決しなかった，といった経験を長年くり返すことで疲れ果て，社会から孤立している家族にとっては，個人ケアでは限界がある。そこで，これら一連の教育プログラムを個人ではなく，グループで体験する方法を取り入れるこ

とにした。グループワークは，参加者から多くのフィードバックをもらうことができ，心地よさや元気がもらえるといったポジティブな要素を多く含む。反対に，子どもから向けられる暴言・暴力，無視などの体験を思い出し，もう一度子どもに向き合わなければならないつらさといったネガティブな要素もある。しかし，そのポジティブな面とネガティブな面の両方を集団で乗り越えていくプロセスが，集団の効果といえる。

山根式ひきこもり支援システムモデル（山根モデル）

　2015年から5年間の筆者らの活動実績を表2に示す。筆者は大学教員の傍らひきこもり支援を実践しているが，テレビや新聞の影響もあって年々相談が増えている。2019（令和元）年5月より精神特化型訪問看護ステーションを開設し，精神科受診につながったケースなどにおいては，必要に応じて訪問看護につないでいる。また，2020（令和2）年1月からは，8050問題の課題から居宅介護支援事業所も開設することで，

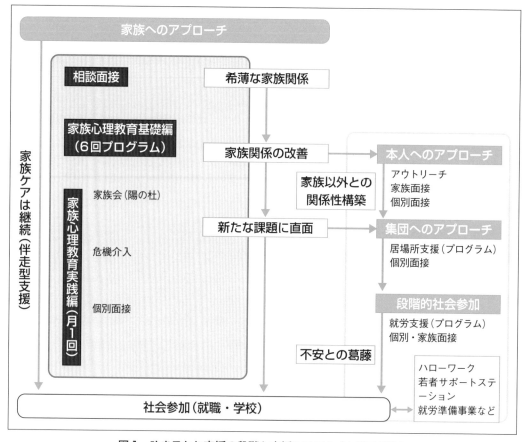

図1　ひきこもり支援の段階と支援システム（山根モデル）

包括的ケアを実施している。「山根モデル」（図1）の特徴は，相談面接から開始すること，話を聞いて終わらない伴走型支援であること，家族心理教育をとおして学びあい，家族関係を変化させることである。さらに家族関係に変化が見られた時点で本人支援に切り替え，居場所支援，社会参加支援へと移行していく。また，個人支援に移行しても，新たな課題に向かって歩き出す子どものサポートを親ができるようになるため家族ケアは継続という点にある。家族心

理教育に参加し，親が変わることで氷のように凍った子どもの心はとけ始めるのである。

〈引用・参考文献〉
1）厚生労働省ひきこもりの評価・支援に関するガイドライン：https://www.mhlw.go.jp/file/06-Seisakujouhou-12000000-Shakaiengokyoku-Shakai/0000147789.pdf（最終閲覧2020年4月23日）
2）中垣内正和：大人のひきこもりの現状と問題点，大人のひきこもり．地域保健，38（2），p.44-52，2007.

「関係性の病」としてとらえるひきこもり

親子関係の回復を支援する

執筆者

山口大学大学院医学系研究科（山口県宇部市）
教授／精神科認定看護師
山根俊恵 やまね としえ

ひきこもりと精神科医療の課題

1) はじめに

筆者のもとに相談にたどり着かれる方は，精神科医療の視点において分類すると，①親が必要性を感じていても本人を精神科に受診させることが難しい，②精神科を受診しているがよくならない，③明らかな精神症状があるわけではないので精神科を受診する必要性があるかどうかわからない，である。そして，どの家族も口にするのが「どこに相談しても，どうしたらよいかは教えてくれない，対応方法を教えてほしい」というニーズである。しかし，そのニーズに応えるところがどこにもないのが現状である。

2) それぞれの課題の背景

①の場合において，多くの家族は，それまで子どもの問題をどこにも相談せずに抱え込んでいたわけではなく，保健所や精神科外来など，さまざまな相談機関に「どうしたらいいのか」と相談に行っている。しかし，必要性のみが伝えられるだけで，強引にでも受診に連れて行かない親が問題だと責められたり，「本人を連れてこなければどうしようもない」と言われるだけで「支援」が終わっているのが現状である。ま

た，子どもの「暴力行為」を警察に相談すれば「保健所へ行け」と言われ，保健所に相談すれば「警察に行け」と言われ，たらい回しにされることもしばしばである。それは「明らかな精神疾患」ではないため，精神保健福祉法が適用されないためである。発達障害の特性によって怒りのスイッチが入りやすかったり，家族関係の悪化が引き金となった暴力の場合もあるが，いずれにしてもそこには誰も介入しない。仮に精神科救急を受診しても，病院に着けば落ち着いている場合も多く，初診では入院判断が難しい。また，発達障害と診断されても，「専門ではない」と精神科病院での入院治療を断られることが多いのも現状である。

　②の場合，本人の生きづらさが看過され，「症状＝薬」中心の現在の精神科医療のあり方が結果的に弊害になっていると言っても過言ではない。「病者」という構造が成立すると，家族や本人は「病気だったら治してほしい」と医療に依存してしまい，それに応える形で次第に薬の量が増えていく。地域で家族や本人を支援していると，「医療者は病気をばかりをみて，生きづらさを抱え苦悩している人をみていないのではないか」，そんな印象を受ける。特に「親の過干渉が問題」とレッテルを貼って，その親の態度を否定するだけで，家族が子どもにどうかかわったらいいのかを伝えるといった家族支援はされていないことが多い。親は，ただ一生懸命なだけなのに「モンスター」扱いされたり，「一生困らないだけのお金を残しておくべき」などという医療者による暴言すらあったりする。また，「うつ病」「適応障害」といった診断名がついている方のなかには，発達障害の特性によって二次的に発症しているにもかかわらず見過ごされ

ていることもある。その結果，仕事への復帰が難しく，ひきこもってしまうこともある。

　③の場合，精神科医療の側からみると本人に会えない段階においては，親からの情報だけではアセスメントが困難となる。また，ひきこもりの長期化によって一時的に精神症状が見られる場合や発達障害などの生きづらさを抱えている方も多く，統合失調症と鑑別が難しい場合もある。また，さまざまな情報から医療者が何かしらの問題を感じていたとしても，親が問題を直視できない場合もある。たとえば，「うちの子は，ひきこもりではありません。外出もするし，話もします。職場でいじわるな人がいてなじめなかっただけです。仕事さえ見つかれば大丈夫です」と否認し続け，子どもの苦しさを理解することなく，「働け」と，いわば10段階上の目標を掲げ，さらに本人を追い込むのである。

家族支援の重要性と「薬ありき」からの脱却

　筆者はひきこもり支援を行ってきて5年が経過した。家族がいちばん困っているひきこもりの問題行動のなかに「暴言」「暴力」がある。これを「問題行動」としてとらえ，その問題をなんとかしようとして親がかかわればかかわるほど，問題は悪化することがわかった。精神疾患の有無にかかわらず，本人は苦しさを理解してもらいたいだけなのである。しかし，本人は苦しみをうまく伝えられないし，親はそれをキャッチできない。結果，コミュニケーションが正常に機能しないため，「問題行動」として苦しみを表出しているのである。このとき，「問題行

動」に目を向けるのではなく，本人の苦しみを理解し，手立てをすることで問題は収まる，あるいは軽減するのである。ただ，これは口で言うのは容易いが，家族がそこに気づき，対応できるようになるのは至難の業である。だからこそ精神看護の専門性が必要とされているのではないだろうか。

　以下の2事例は，保健所が開催した「ひきこもり家族教室」と家族会参加で家族関係に変化が見られず，国のガイドラインが示すひきこもり支援の第1段階である「家族支援」に5年間とどまっていた事例である。この2つの事例をとおして，家族支援の重要性，薬ありきではない支援について参考にしていただきたい。

精神科病院へつながった事例

1) 事例概要

　基本属性（2015〈平成27〉年4月）：40代前半の男性で診断名はない。70代後半の両親と同居しており，ひきこもり期間は約6年間，就労経験あり。家ではほとんど自室から出ない。食事は1食／日程度で痩せが目立つ。外出は2回／週程度コンビニへ行くのみ（車利用）で，家族以外とのかかわりはまったくない。家族との会話は返事をする程度である。

　ひきこもり経緯：小中学校では特に問題はなく，やさしくて面倒見のよい，我慢強い子であった。高校時代はバンドに夢中になり，1年留年して高校を卒業した。不景気の影響もあり，卒業後は定職にはつかずパート勤務をしていた。25歳のとき，友だちを頼って東京に上京したが，次第にひきこもり生活となったため，31

歳のときに親が連れ帰った。昼夜逆転し，アルコール量が増え，食事をしないといった状態が続き，栄養失調で2週間入院治療をしたことがあった。その後，数日間アルバイトを行ったが，人間関係がうまくいかずに退職した。それ以降，ひきこもりの生活が続いている。

2) 支援経過：2015年4月〜2020（令和2）年3月

　2015年より家族心理教育にて家族支援を開始した。両親ともに後期高齢者であり，親自身「親亡き後」の不安から焦りが見られていた。当初は子どもに気を遣い，腫れ物にさわるようなかかわり方しかできなく，「子どもと話すのが怖い」と話していた。数か月後には，少しずつ会話ができるようになり，「米を砥ぎにいってくれないか」と依頼ができるようになった。「昔のようなとげのあるようなものの言い方がなくなってきたので息子と話しやすくなった」という報告を受けたところで，1回／2週間のアウトリーチを開始した。

　本人は緊張した様子ではあったが，質問にはていねいに答え，笑顔も見られた。しかし，家族同士での会話はほとんどなく，支援者をとおしてお互いの意見確認をするといった場面が何度となく見られた。その様子から，親は子どもにとってよかれと思って行動するのだが，その行動が子どもの思いとの間にズレを生じさせ，「なぜ確認もせずに行動するのか」と子どもをイライラさせる結果になり，そのため徐々に会話をしなくなったのではないかと考えられた。支援者は，ひきこもりの問題そのものにふれることなく，他愛のない世間話などをとおして信頼関係の構築に努めた。そして，家族間のやりと

りの仲介者になることで，双方の思いのズレを調整するように取り組んだ。

3回訪問したところで本人自ら，居場所に通所すると決断し，個別面接から徐々に集団支援に移行した。数か月後には，ほぼ毎日通所するようになり，身なりに気を遣い，おしゃれをするようになった。万年床だった部屋を片づけたところ，「布団にカビが生えていた」と笑っていた。このころ，ひきこもりのきっかけが「結婚しようと思っていた相手が，突然，ひき逃げ事故で亡くなってしまったことがショックだった」と語ることができるようになった。

秋には，「就職に向け動きたい」と言っていたが，若干，多弁で逸脱行為が見られるようになった。その後，うつ状態となり再びひきこもり始めたため，アウトリーチを再開した。

約1年の経過のなかで精神状態に波があることを感じていることなどを話したところ，本人も同意し，精神科を受診し，双極性障害2型と診断された。過去にバイト先での行動がおかしいと強引に精神科を受診させられた際には「病気ではない」と言われたということである。このときにはおそらく軽躁状態だったのではないかと思われる。薬物療法が開始となったが，すぐには精神状態が改善せず，通所も長続きせず，ひきこもりがちの生活になった。いったん入院になったが，入院生活では問題は見られなかったため，主治医は「病気の症状ではない。ひきこもり特有の問題ではないか」と判断した。

3) 精神科訪問看護の導入

本人は，「コミュニケーションは得意だ」と言うが，これまでの支援をとおして，どこか表面的で些細なことを我慢してしまう傾向があると感じていた。親が年老いていくために，「早く社会復帰したい」と思う一方で，「もし失敗したらどうしよう」と先のことを考えては不安になり，自分で身動きがとれなくなっているのではないかと判断した。その後，「自動車学校に行く」と言いつつも，「腰が痛い」「体調が悪い」と不安を身体症状で訴えるようなってきたため，精神特化型訪問看護を導入した。認知行動療法（CBT）やWRAP®を取り入れ，不安と向き合いながら，どうしたらいいのかを一緒に考え，一歩ずつ前に進めるように見守り，背中を押している。

現在は，1回／週の訪問看護，居場所通所，当事者会に参加し，自動車学校にも通えるようになった。誰かの役に立ちたいという気持ちがあり，テレビの取材があった際は実名で顔を出して引き受けていた。

精神科病院通院のみで長期化していた事例

1) 事例概要

基本属性（2015年）：30代半ばの女性で，広汎性発達障害の診断で精神科に通院中である。もともとは両親と3人暮らしだったが，父親を拒絶するようになり，数年前から母親と2人暮らし。ひきこもりの期間は15年で就労経験あり。強迫症状やこだわりのため，外出はほとんどできない。母親とはよく話す。

ひきこもりの経緯：幼少期は手のかからない，しっかりした子だった。小中学校では成績もよく，特に問題はなかったが，中学2年生ころより物事を悪いほうに考えるようになった。高校

卒業後は事務員として就職したが、「発注や電話が苦手」「嫌なことをずけずけ言う人とは合わない」と言い、性急さ、正確さを求められるとパニック発作を起こすようになり、1年で退職した。

このころから父親に対して攻撃的となり、いったん1人暮らしをしたが、カップラーメンとお菓子を食べる生活となった。3か月後、自宅に帰りアルバイトを始めたが、どこも数か月しか続かず、次第にひきこもり生活となった。物にふれることができない、ほこりが気になる、シャワーに4時間かかるなどのため、ほとんど布団の上で生活し、本人が困らないように母親が介助する状態で暮らしている。1回／月の通院もほとんど行けず、母親が薬をもらってきている。

2) 支援経過：2015年4月〜2020年3月

母親は本人の強迫症状に振り回されながら、「本人が困らないように」と先回りをするため、本人はほとんど動くことができなかった。本人に困っている感覚はないが、障害年金の受給もなく、二重生活による経済的な負担もあり、母親は疲れきっていた。家族心理教育において「必要以上に母親が手を出しすぎない」という考え方を受け入れたことで、本人が自ら入院したいと訴えるようになり、精神科病院に2か月間入院した。退院時には「このままでは自分が駄目になってしまう」という発言があり、グループホームや通所サービスの見学をしたようだが、結局は利用にはいたらなかった。退院後「出会い系ではないと書いてある出会い系サイト」で知り合った男性と交際を開始し、トラブルに巻き込まれるようになった。「恋愛の失敗く

らいあったほうがいい」と、母親も危険認知ができなかった。

外出頻度が増え、料理をするなどいい面もあったが、交際相手からのお金の要求、暴言、服薬中断などがあり、本人の希望でアウトリーチを開始した。その後、別れ話から借りてもいない「100万円を返せ」と要求され、「殺してやる」と脅迫されていることが確認されたため、危険性があると判断し、すぐに母親と本人を連れて警察の生活安全課に相談に行った。いったん、身の安全の確保のために保健師と連携をはかり、緊急ショートステイを利用してもらうことになった。

その後、母親・本人・保健師・筆者と4人で今後のことを話しあい、居場所通所を勧めたが、「まだ気持ちが外に向かないのでいまのままがいい」とひきこもり継続を希望した。しかし、「この1年、あなたががんばって変わってきたことを理解している」と具体的に伝えながら、「一歩を踏み出そう」と促した。すると、いままでなら本人に強く主張することのなかった母親が「ここまであなたのことを考えてくれた人はいないよ。お母さんも一緒にがんばるから」と背中を押し、本人も通所を決意した。

必ずシャワーに3時間かかり、段取りよく準備ができない、時間どおりに動けないことから、まずは通所すること自体を目的として本人希望の送迎時間を設定した。その後は時間が守れる工夫を一緒に考えていくことにした。居場所に慣れたところで、友だちとのつきあいが増え、父親の車を借りて通所するようになった。しかし、自分で通所するようになると再び時間が守れなくなった。当初は、「自分は何をやっても駄目だ」と言い自己効力感が低かったが、運動会、

一泊旅行などの行事に参加することで自信を取り戻し始めた。時折，些細なことにこだわって被害的になる傾向は見られたが，そのつど一緒に振り返りを行った。その際，涙を流しながら，「中2のときのいじめや，人とうまくいかないことを理解してもらえなかった苦しさから自分を消した」といったことを話せるようになった。

3) 精神科訪問看護の導入

就労継続支援B型事業所に通所（3回／週）するようになったある日，スケーリングクエスチョンを使ってこれまでを振り返った際に「ひきこもっていたときの苦しさは6，入院したときは9，就労しているいまは7くらい。ひきこもっているときは苦しいことだけだった。いまは苦しいこともあるけど，同じくらい楽しいこともある。生きている気がする」と話してくれた。

居場所への通所が徐々に減り，就労先での状況確認ができなくなった。家族心理教育に参加する母親をとおして，些細なことで被害的になって休みがちになっていること，自宅にいる時間が長くなり，再び出会い系サイトに手を出していることが確認できた。そこで，三者面談をし，精神特化型訪問看護を導入することとした。できないことにとらわれて落ち込むのではなく，どうしたら通所ができるようになるのかを一緒に考えることにした。通所先では「失敗しない」をめざすのではなく「失敗したときにどうしたらいいかを学ぶところ」を共通認識とし，SSTやWRAP®を取り入れている。

友人からのLINEブロック，母親の入院などさまざまなアクシデントはあるが，不安定になることはない。介入前は，強迫症状のために日常生活が困難となり，向精神薬が大量に処方さ

れていた。現在は，目立った強迫症状はなく，抗精神病薬も少量で生活が可能となっている。就労と居場所の両方を利用し，いろいろな人の支えによって課題を乗り越えながらリカバリーしている。

家族や本人の力を引き出す ひきこもり支援

紹介した2つの支援のどちらも「ひきこもり相談」から家族支援を開始し，本人支援に移行した事例である。"山根モデル"は，「家族心理教育基礎編（全6回）」と「家族心理教育実践編（1回／月）」がベースにあり，家族関係を変化させることを重要視している。なぜなら，ひきこもりは関係性の病であり，親子関係は依存症モデルで説明がつくからである。どの家族も子どものことを思って行動するのだが，先回りをすることで本人の力を奪い，動けなくしてしまっている。基本的には，家族関係が回復した段階でアウトリーチを提案している。家族関係が希薄で，親に敵対心がある段階では「敵の味方は敵」として支援者が映る。しかし，親子関係が回復すれば「味方の味方は味方」として受け入れられるからである。これは，バランス理論[1]の3者の関係は常にバランスが大切であり，仮に一時的にアンバランスな関係に陥ったとしても，それは徐々にバランスを取り戻す方向に向かうという説の応用である。そのため，アウトリーチで拒否されたことは一度もない。

本稿で紹介した2事例は，本人との出会いは，アウトリーチから開始となった。しかし，実際には家族支援の段階のときから，家族の向こう

にいる本人を意識し，家族を支援すると同時に間接的に本人支援を開始していたのである。それは，後に多くの当事者から「親をとおしてその向こうにいる支援者の存在を感じていた。親の変化から，自分たちが支えられているのがわかった」という声を聞き，支援者の思いが伝わっていることを実感している。また，親が自分のために行動を起こしているということそのものがひきこもり者の心に響き，変化を起こすきっかけになるのである。実際にはアウトリーチも3回程度で居場所通所に切り替わる例が大半であることも特徴である。また，家族関係の変化によって，アウトリーチや居場所支援の必要なく働き始めた人もいる。ひきこもりは状態像であるため，すべてにおいて精神科受診が必要なわけではない。「ひきこもり相談＝精神科受診」に力を入れるのではなく，本来，家族や本人がもっている力をいかに引き出すかが重要であると考えている。

ひきこもり支援の場合，医療モデルでの支援は通用しない。家族や本人の問題を明らかにして，そこに働きかける問題解決アプローチではうまくいかないのである。アウトリーチや訪問看護を行ったとしても週に1回程度のわずかな時間であるが，家族とは，24時間365日一緒に過ごしている。よくも悪くも影響しあうのが家族である。そのため，精神看護においては，本人支援で完結するのでなく，家族支援のあり方をこれまで以上に考えていかなければならないと考える。

〈引用・参考文献〉
1）リン・ホフマン，亀口憲治訳：思考の響応2 システムと進化―家族療法の基礎理論．朝日出版社，p.191-197，1986．

精神科訪問看護における動機づけ面接

統合失調症の成人男性へのコンサルテーション事例をとおして

はじめに

　精神科訪問看護による援助を提供する過程では，職員と患者との間で，副作用や合併症に関すること，治療や入院に関すること，利用者や家族への援助に関すること，日常生活全般に関することなどに困難が生じるとされる[1]。病気や障害そのものに対する利用者本人の受け入れ状況が精神科訪問看護の提供の形に大きな影響を与える[2]ことから，困難の克服に向けては，まず本人自身が問題を自覚できるような促しが必要だと考えられる。そのうえで，利用者が自身の抱える問題への対応を自ら決め，その決定を具体的な行動に移せるよう援助するこ

とが求められる[2]。

　このような，本人から問題意識や解決策を引き出して行動変容へつなげるアプローチの1つに，動機づけ面接（Motivational Interviewing：以下，MI）がある。MIでは，変わりたいけれど変われずにいるという対象者の気持ちの両価性をどちらも大事に取り扱いながら，指示的な応答と追従的な応答の中庸に位置するガイド的な応答をコミュニケーションスタイルとして話しあう[3]。援助者の基盤となる精神的な構えはスピリットと呼ばれ，パートナーシップ（Partnership），受容（Acceptance），共感（Compassion），引き出す（Evocation）で構成される（PACE）。また，具体的な働きかけにおいては，開かれた質問（Open Question），是認（Affirmation），聞き返し（Reflection），サマライズ（Summary），情報提供と助言（Giving Information, Advise）という5つの中核的技能を適宜使い分けながら，対象者の現状維持にまつわる言葉（維持トーク）と変化にまつわる言葉（チェンジトーク）を取り扱う。そして，こうしたスピリットおよび技能による応答を両輪として，対象者の変化のプロセスを見極めながら，少しずつ対象者の望む姿に近づけるような気持ちを高められるよう働きかける。

●〈執筆者〉

和田剛宗　　　わだ よしむね[1]
野口由美子　　のぐち ゆみこ[2]
滝 千代　　　　たき ちよ[3]
阿部由季子　　あべ ゆきこ[2]

1）新潟リハビリテーション大学医療学部（新潟県村上市）／臨床心理士・公認心理師
2）医療法人社団ユーアイエメリー会訪問看護ステーションハートステーション（埼玉県久喜市）看護師
3）医療法人社団ユーアイエメリー会訪問看護ステーションハートステーション（埼玉県久喜市）作業療法士・公認心理師

以上のことから，MIは精神科訪問看護場面で生じる困難を解消するのに有用だと考えられるが，国内においてはいまだ報告が見られない。そこで本研究では，職員のMI学習会で継続的にコンサルテーションして行動変容が生じた身体合併症を有する統合失調症の男性の事例を題材として，看護学における質的事例研究法の観点[4]にもとづいて，精神科訪問看護におけるMIについて検討することを目的とする。

事例

1）基本情報

統合失調症の40代男性。同胞2名中第一子。両親，本人の3人暮らし。高校卒業後，小売業，サービス業に従事した。20代半ばに結婚したが，発症を契機として30代はじめに離婚した。X-4年に精神科デイケアを利用したが，他患者から反社会勢力がらみの話をされて怖くなって以降，それに関連する妄想発言が生じるようになり，精神科デイケアの場に近づけなくなったため数か月で中止となった。精神科への入院歴が10回ほどある。

2）併存疾患

湿疹，アトピー性皮膚炎，蜂窩織炎，下痢型過敏性腸炎，坐骨神経痛。

3）服薬状況

精神科より，抗精神病薬，非定型抗精神病薬，選択的セロトニン再取り込み阻害薬，抗不安薬，抗てんかん薬，抗コリン薬，睡眠薬，止瀉剤を処方されている。このほか，内科，皮膚科，整形外科から薬を処方されている。

4）担当者と訪問目的

X-5年から現在まで，隔週で看護師による訪問看護を行っている。また，X-3年から現在まで，週に1回，作業療法士による訪問ケアを行っている。訪問目的は，生活リズムの確立，家事能力や社会技能などの獲得，家族を含む対人関係の改善，社会資源を活用するための支援，薬物療法の継続を行うための援助，身体合併症の発症や悪化の防止，そのほか（飲酒による病状悪化が考えられるため厳格な断酒の指導）である。本人の要望は，悩みを相談できること，対人交流を通じてデイケアへの参加につなげることである。

5）実施機関と学習会

事例を担当した機関は，医療法人が運営主体の訪問看護である。X-2年7月より，MIの基本事項を学んだ経験のある看護師（以下，Ns）2名と作業療法士（以下，OTR。コンサルテーション時には公認心理師資格は未取得）1名が，職場内で毎月30分程度のMI学習会を開催してMIの技術の維持や向上に努めている。学習会では，医療職向けに書かれたMIの書籍[5]を参考図書とし，関連の医療法人に所属する臨床心理士でMotivational Interviewing Network of Trainers（MINT）[6]のメンバーでもあるトレーナーが講師となって，NsとOTRがもち寄った実践事例などをとおしてMIを教えている。

6）倫理的配慮

　発表にあたって，研究の意義と目的，研究方法，プライバシーに配慮して個人情報を取り扱うこと，自由意志を尊重することについて文書と口頭で説明のうえ，同意書への署名による同意を得た。なお，事例の理解に問題がない程度に，個人情報を改変している。

▣ 経過

　#に続く数字で，本事例におけるコンサルテーションの回数を示す。また，本人発言を「　」内に，職員の発言を〈　〉内に，講師の発言を『　』内に示す。

1）本人の特徴的な言動

　父親が代わりに受診している。「病気だから○○できない」「腹が痛くて○○できない」「薬のせいで何もできない」「父が怒鳴ったりいるだけでドキドキしたりして，○○できない」など，他罰的な理由で行動しないわけを説明することが頻回にあった。時には，「受診したいけど，受診できない」のように，両価的な思いが垣間見られる発言もあった。

2）#1　X年1月

　【本人と職員とのやりとり】たとえば保清について，〈お風呂どうなってる？　どうして入れないの？〉「お父さんいるから」といったやりとりがくり返されている。最終的に，保清したほうがいいと職員が勧めるような，指導的なかかわりをすることが多い。

　【コンサルテーション内容】講師が援助者役，OTRが本人役となってロールプレイを実施し，MIでの言葉がけの仕方をモデルとして示した。OTRの感想は，〈（保清などの問題について）それについてどう思う？〉と本人へ尋ねたことがなかったということであった。そこで，『本人のできない／できると思っていることを聞き，どうするかを本人に考えてもらう』と，PACEを念頭において，本人に問題となっている行動について考えてもらうような開かれた質問をするよう伝えた。

3）#2　X年2月

　【本人と職員とのやりとり】「受診したいけど病気だから行けない」という標的行動について，〈どうして受診したいと思うんですか？〉と開かれた質問をしたところ，「主治医が薬の調整をしてくれるからだ」と述べた。〈受診したいと前向きに思っているんですね〉と是認すると，「そうです。条件が整えば行けるんです」〈条件が整えば受診できるんですね〉「はい。落ち着く，ドキドキがない，足のムズムズが治る，となれば」というやりとりとなり，受療へ前向きな気持ちがある一方で，変わりにくい身体的な不調をできない理由にあげた。

　【コンサルテーション内容】精神科へは電話再診を頻回にしており，標的行動がとれているようであった。そのため，達成が望ましい行動は，保清が優先されることを再確認した。続いて，開かれた質問について，『どうして，という尋ね方は叱ったり責めたりするときに使われやすいので，〈受診したいと思う理由は？〉と

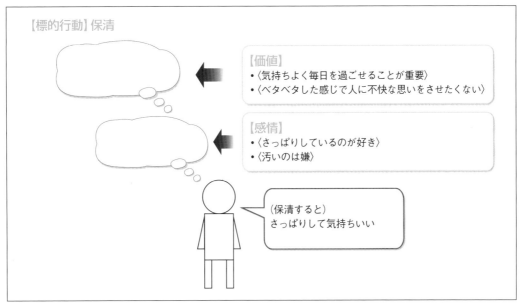

図1　本人の発言から導く聞き返しの例

表現するのが望ましい』とした。また，是認は『本人も気づいていないような強みや，ある程度努力したことを是認することで，強みに気づいてもらったり努力を伸ばしたりするもの』と伝えた。

4）#3　X年3月

【本人と職員とのやりとり】職員から，少し変化があったという報告があった。

【コンサルテーション内容】本人に変化が見られた一方で，職員たちは，本人の話にどのような返しをすればよいのかわからないことが多いようであった。理由として，本人の発言と聞き返し方の関連がうまくイメージできていないことがうかがわれたため，講師は聞き返しの要点を図示しながら解説した（図1）。『たとえば保清することの利点を「さっぱりして気持ちいい」と話したら，〈さっぱりしているのが好き〉〈汚いのは嫌〉のように感情を聞き返す。さらに，〈気持ちよく毎日を過ごせることが重要〉〈ベタベタした感じで人に不快な思いをさせたくない〉のように，本人の行動規範となる価値として聞き出せると，より共感的になる』。

5）#4　X年4月

【本人と職員とのやりとり】"クリーン大作戦"と称した保清をするようになり，受診をするようになった。作戦の実行，職員の是認，作戦の実行，という循環が生じている。職員からは，維持トークをある程度聞きつつ，細やかな声かけをしている。解決策の提案も控え，〈○○（本人の名前）さんが主人公だよ〉と伝えている。

【コンサルテーション内容】『最初に維持トークを聞き，少しずつチェンジトークを増やす聞き方を，ランニングヘッドスタートという。話し合いの後半で「でも……」と維持トークが出てくるのを防ぐことになる』『本人が主人公で決定権をもっていると強調することを自律性の尊重と呼び，明言して伝えるのは非常に重要』と解説した。職員からは，調子が悪くなったときの対応について質問があった。『そんなとき，本人の気持ちや考えはどうなりそう？』と開かれた質問をすると，〈責める〉と意見があがった。"責める"を是認する言葉がけを考えてもらうと，〈ちゃんと続けたかったという気持ちがあるんだね，とか〉と職員自身で疑問を解消できた。

6) ＃5　X年5月

【コンサルテーション内容】ほかの患者も含めた，行き詰まりやすい典型的なやりとりを取り扱って，その対応を検討した。〈利用者が被害的であったり妄想的であったりして同じ内容をくり返して発言する場合〉は，『訪問時間や取り上げるべき話題がなんだったかを一緒に確認するやりとりを行う段階』と解説した。また，〈自分の想定した発言が利用者から返ってこなかった場合〉は，『相手が変化するペース以上に自分がその日に聞きたい言葉があるのかもしれない。専門的な役割は果たしつつ相手の変化のペースも守る』と伝えられた。以上のやりとりから，職員側に聞き返しや是認の課題があることが話しあわれ，次回は是認を取り上げることとなった。

7) ＃6　X年6月

【本人と職員とのやりとり】入浴や歯磨きをするようになり，皮膚科薬の塗布もするようになった。「外出時に帽子で顔を隠さなくてよくなった」「診察だって1人で電車に乗って行ってる！」といったように，できていることの報告が多い。皮膚科の先生には別人のようだとほめられ，自身でも痒みの解消や皮膚の凹凸の改善といった治療効果を感じていると述べている。〈今後，受診はどうしますか？〉と開かれた質問をしたところ，「続けるよ！　がんばって電車で行くよ！」「精神科の先生にもいい調子ですねって言われたし，自分のためにクリーン作戦がんばって続けます！」という返答であった。

【コンサルテーション内容】課題としていた是認の定義を，参考図書で再確認した。加えて，スピリットと各技能の定義も再確認した。そのうえで，是認は，『すでにある事実を援助者側が発見し，主観的な評価を入れずにそのまま返してあげること』と解説した。すでに，〈すごい，すばらしいは使わないようにした〉というように，職員は本人の発言にもとづいた強みをフィードバックできているようであった。また，適切な是認を考えられてもいた。最後に，職員が対応の困難を感じている別事例について講師が援助者役となってロールプレイし，是認の要点の再確認や具体的なセリフのつくり方を学んでもらった。

8) ＃7　X年7月

【本人と職員とのやりとり】〈最近の自分を

3つほめてみて〉と伝えたら，「清潔になった」「病院に行けるようになった」「デイケアに行く気持ちになってきた」とすらすら述べた。それに対して，職員から聞き返しをしたり是認したりしている。

【コンサルテーション内容】〈本人への質問は是認になるか〉との質問があった。『ほめてみて，だと指示になる。MIでやるなら，〈3つ褒めるとしたらどんなこと？〉と開かれた質問にするとよい』。本人の「デイケアへ行く気持ちになってきた」については，デイケア参加で再度問題が生じる懸念から，Nsは〈主治医と相談して自分のタイミングで少しずつですよね〉と返答し，OTRも〈段階的にですね〉と返答していた。『援助者の意図が入ってしまっているよう。〈身のまわりのことをやれるようになって，社会的なことにも取り組んでみようという気になられたんですね〉と返答できそう』と伝え，事実そのままを是認の言葉にするという例を示した。最後に，職員の1人に自身のいいところを言ってもらい，それを聞き返しや是認で返す練習を行った。

9）#8　X年8月

【本人と職員とのやりとり】「台風なので皮膚科へ行かない」と言うことがあった。これに対して職員からは，皮膚科へ行く理由を尋ねた。また，自分の場合はむしろ空いていると考えると話し，決めるのは○○（本人の名前）さんだと伝えた。

【コンサルテーション内容】『行く理由を尋ねると，チェンジトークを引き出すことになるだろう。また，〈私の場合は〉と断りを入れたうえで情報提供しており，一方的な説得になっていない。決めるのはあなた，と自律性の尊重も伝えられている』という講師の解説に，職員は〈自然と自律性の尊重をよくしている〉と喜んだ。ほかの事例も検討し，是認のセリフをつくる練習を行った。

10）X年9月の学習会での共有事項

本人に1年前の自分と比べてもらうと，受診，最低で週1回の入浴，恒常的な歯磨きや洗顔といった，行動の変化を述べた。ほかにも，「怖い妄想がだいぶ減った」「いちばんは，気持ちが変わった」「人に見られても平気になった」と，心情の変化も実感していた。こうした変化のきっかけとして，「（NsとOTRに）いろいろ言ってもらっても，なんだかんだ理由をつけてやらなかったけど，いまは，自分のためなんだからやらなきゃって」と述べた。加えて，「前は（NsもOTRも）怒ってばかりだったけど，いまはフレンドリーになった」「全然怒らなくなった」と笑い，「話してて楽しくなった」とも語った。職員から見た本人の様子としては，現在も腹や胸の痛さを時折訴えるものの，〈「盗聴されてる」が「盗聴されたらされたでしょうがない」となった〉〈長らく担当していた主治医が今月変更になったものの不穏な状態には陥らずにいる〉〈「黒い車が停まっていても怖いと思わなくなった」と言っている〉ことが報告された。また，職員側にも，〈本人が変わったなんて言っていたけれど，上から目線だったなと思う〉〈お互い自立した関係になった〉〈お互い苦

しくなくなった〉のように，新たな関係性の認識や精神的な負荷の軽減といった変化が生じていた。

考察

本事例では，コンサルテーションをとおしてMIによるコミュニケーションの質向上をはかりながら，身体疾患を併存する統合失調症の男性に対する訪問援助を行った。訪問を始めてから3年から5年もの間は望ましい変化が見られなかったが，コンサルテーションの実施以降に，保清と受療に関する行動を本人がとるようになった。MIで働きかけたのはこうした行動の変容であったが，陽性症状やストレッサーへの耐性も生じるようになった。また，男性も職員も，関係性の好転を認識するようになっていた。

学習会で主に取り扱われた中核的技能は，開かれた質問，是認，聞き返しの3つであった。また，スピリットについてもふれることがあった。加えて，MIの技量をみるMotivational Interviewing Treatment Integrity（MITI）[7]で示される，自律性の尊重という概念についても取り上げられることがあった。これらは，ロールプレイによって体験的な理解が試みられることもあれば，開かれた質問によって職員自身が気づきを得られるような工夫もなされた。知識が不足している事項については，参考図書や講師の解説で補った。

こうした取り組みで事例の男性に行動変容が生じた理由は，3点考えられる。1点目には，

コンサルテーションにおいて同一の対象者を継続的に取り上げたことがあげられよう。担当職員は，望ましい行動をとらない本人に対して変化しない理由を問うような応答を続け，指導的なかかわりをしても変わらないことに「怒ってばかり」いた。そこへ，第三者である臨床心理士の“目”が入ることになり，新たな応答を継続的に行う必要性が生じたものと思われる。2点目は，こうした単一事例への継続的なコンサルテーションによって，既存のMIに関する知識や技能が職員のなかに体系づけられ，患者へ応用可能なコミュニケーションスタイルへと変化したことがあげられよう。指導的な面接は，医療者主導で専門的な知識にもとづいた解決策によって能率的に問題へ介入できるという利点を有する一方で，患者の対処能力を十分に認めず従属的な役割を要求するうえに拙速で誤った指示を与える恐れをもつ[8]。語りに両価性があるものと見て共感的な聞き返しで率直な思いを引き出し，開かれた質問によってチェンジトークを具体的にし，強みや達成事項を是認するというMIによる応答は，〈上から目線〉の関係性から，〈お互いに自立〉した「フレンドリー」かつ「楽しく」過ごせる関係性を生んで達成行動を導きやすくなるであろう。3点目の理由としては，コンサルテーションの仕方もMIの中核的技能やスピリットに則っていたことがあげられよう。これにより，職員が体験的に学習することができ，患者へのMIの提供も円滑に行われたものと思われる。

以上のような理由によって事例の男性が行動変容にいたったものと思われるが，裏を返せ

ば，精神科訪問看護は基本的に個々の職員が援助を行うため，ほかの援助者のかかわりから学ぶ機会がもちづらい場合には，維持トークの多い患者に対して言動の問題点を指示的に解消し続けようとして，かえって問題が膠着した状態に陥って抜け出しにくいという問題があるものと考えられる。仮に入院時には指示的な対応が成立していても，訪問場面においては職員が生活のすべてを管理することはできないこともあり，患者の自律性への配慮を欠いた対応を続けていると，コミュニケーション上の問題がさまざまな困難として顕在化してくるのではないだろうか。本事例で示されたように，MIの中核的技能やスピリットは援助者と患者が陥りやすいこうした問題を解消するだけでなく，間接的に両者の精神的健康へも貢献もしており，MIは双方の自律性を賦活するようなエンパワメント型の医療コミュニケーションとなり得るものと思われる。

　精神科訪問看護では，業務上の困難を解消するために，第三者からコンサルテーションを受けるといった組織的な援助体制の構築が喫緊の課題とされている[9]。本研究のような負担度であっても十分にMIの学習資源として機能し得たと考えられることから，こうした機会を用いながら，精神科訪問看護におけるMI実践の知見を集積していくことが今後さらに求められよう。

謝辞

　本研究の主旨に賛同して発表を許可してくださった利用者様へ深謝申し上げます。

〈引用・参考文献〉
1）林裕栄，内田恵美子，田中敦子：訪問看護ステーションにおける在宅精神障害者の援助実態とその困難性．訪問看護と介護，15（1），p.42-46，2010.
2）萱間真美，根本英行，山根寛：精神看護エクスペール8精神科訪問看護〈第2版〉，中山書店，p.4-5，2009.
3）ウイリアム・R・ミラー，ステファン・ロルニック，原井宏明監訳：動機づけ面接〈第3版〉．星和書店，p.1－54，2019.
4）黒江ゆり子，藤澤まこと：看護学における質的事例研究法の特性に関する論考－クロニックイルネスとしての糖尿病に関する質的事例研究に焦点をあてて．岐阜県立看護大学紀要，17（1），p.147-152，2017.
5）磯村毅，北田雅子：医療スタッフのための動機づけ面接法　逆引きMI学習帳．医歯薬出版，2016.
6）Motivational Interviewing Network of Trainers（MINT）：https://motivationalinterviewing.org/（最終閲覧2020年4月3日）
7）Motivational Interviewing Treatment Integrity Coding Manual 4.2.1.：https://casaa.unm.edu/download/MITI4_2.pdf（最終閲覧2020年4月3日）
8）ピーター・G.ノートハウス，ローレル・L.ノートハウス，信友浩一，萩原明人訳：ヘルス・コミュニケーション　これからの医療者の必須技術．九州大学出版会，P.163-196，1998.
9）林裕栄：精神障害者を援助する訪問看護師の抱える困難．日本看護研究学会雑誌，32（2），p.23-34，2009.

CVPPP

（包括的暴力防止プログラム）

～ダイジェストマニュアル～

第2回

Person-Centered な CVPPP のために
看護者自身の不安や恐怖と向き合うこと

下里誠二 しもさと せいじ
信州大学医学部（長野県松本市）教授

現況と今後の連載内容について

これを執筆しているいまは4月初旬，新型コロナウイルス感染拡大防止への対策が最優先課題のところです。包括的暴力防止プログラム（Comprehensive Violence Prevention and Protection Program：以下，CVPPP）の研修会は密着・密集を伴う演習を取り入れており，声高に話すのは少し気が引けるところもあります。すでに多くの研修会が中止となっています。CVPPP研修が安全に行える日が1日も早く訪れることを願いつつ，第2回目を書かせていただきます。

第3回目の予定としてはCVPPPの理念と理念を実践するにあたりどのようなところで根づくのか，ということについてリカバリー志向ということとともにお伝えしたいと思います。

第4回以降はCVPPP実践マニュアルを順番にダイジェスト（①CVPPPの実践概要，②リスクアセスメント，③ディエスカレーション，④ブレイクアウェイ，⑤チームテクニクス，⑥振り返りと報告）で紹介します。また，連載後半では「CVPPPを極めるということ」，そして「CVPPPがもたらすもの」についてもお伝えする予定です。

さて前回はCVPPPのテキスト改訂に伴う，大きな考え方の変化についてお伝えしました。今回は特にCVPPP，また「日本こころの安全とケア学会」がめざすべきPerson-Centeredなケアに関して紹介したいと思います。

CVPPPと
Person-Centeredなケア

よく医療では，「患者様中心の医療・ケア」などとスローガンが掲げられることがあります。この言葉はとても重要に思えるのですが，実は大きな落とし穴があります。問題は「患者中心」というこの表現です。「患者中心」は英語にするとPatient-Centeredということになります。略せばPerson-CenteredもPatient-Centeredもどちらも同じPCということになるのですが，これには大きな違いがあります。石原孝二さんの『精神障害を哲学する』（東京大学出版会，2018）では，生物学的精神医学に重きをおく医療から，当事者の経験から出発しニーズを本質とする対話的アプローチ（心理―社会モデルの重視）へ，ということが書かれていますが，後

者は機能不全としての疾患を「保護し」「治す」ことが目的となり，そこにいるのは医療に従うべきPatientです。医療のなかでいう患者中心はあくまでそこにいるのは「患者」となり保護的，管理的側面が強調されます。一方，前者に求められるのは希望をもち続けられる「対話」と「ケア」であり，そこにいるのはPersonです。

　これをもとに考えると，「保護のためには仕方ない」として保護室へ連れていくためにCVPPPを利用するのは，本来間違いということがわかります。そうではなく，保護のために仕方がないと諦めてケアを押しつけてしまわないように，当事者が希望をもてるように対話し続けるのです。まずは保護室に入らなくてすむ方法はないか，たとえ保護室に入っても当事者が希望をもてることは何か，危機的状況だからこそ一緒に考える姿勢をもつことができるようにスタッフを助け，当事者にケアを提供できるようにするものがCVPPPです。

　つまり，CVPPPの研修で「なんとか保護室に誘導する方法」の獲得を課題とするのは間違いで，当事者の希望は何か，CVPPPでそれを可能にするとしたらどんな対話が必要か，それを助けるスキルは何か，を探すことが本来の課題になります。同じように見える演習も課題を変えることで目標は大きく変化します。当事者の宇田川健さんは保護室での拘束体験で人間の尊厳がこうも簡単に奪われるのか，と思ったといいます。CVPPPがすべきは，保護室内でオムツをして拘束することでも，保護室内の寝場所の近くで排泄することを強いることでもありません。

　浦野シマさんの『精神科看護の道77年　看護から地域へ』（惜水社，2009）には日本の精神看護の母と呼ばれた石橋ハヤさんの松沢病院での思想が紹介されています。保護室にトイレをつけるのではなく，トイレは看護師が誘導して行くもので，「それが看護というものです」というのです。「患者の我慢は仕方ない」ではなく人としてケアできることを可能にするようにCVPPPも使われる必要があります。しかし，ことはそう簡単ではありません。現実的には多くの施設ではCVPPPの技術は，「やむをえず部屋に連れていくための技術」として使われているのではないでしょうか。

Person-Centeredなケアを阻むもの

　本来すべきこと，理想としてこうなりたい，というのはみなさんよく知っているのだと思います。「もし保護室から出てうまくいかなかったらどうしよう」「やってやりたいけどほかのスタッフに私だけといわれてしまうかも」「また怒鳴られたら怖い」など，いろいろな不安があり，結局「理想はわかるけどね，仕方ない」という現実に落ち着きます。CVPPPはその理想をかなえるために必要な技術としてとらえることが重要です。これを間違うと，Person-Centered という言葉を隠れ蓑にした身体介入技術に向かってしまうのです。

　新しいテキストには，ありがたいことに3名の当事者の方の体験談を入れていただきました。これだけでも一度お読みいただく価値はあると考えています。CVPPPは当事者とともに考えていくことをめざしていきたいと思っています。

メンタル・ステータス・イグザミネーション

患者の症候をとらえる視点

054　心理的反応①　欲求と欲求不満

武藤教志　むとう たかし
宝塚市立病院（兵庫県宝塚市）精神看護専門看護師

4月，気持ちが
ざわざわしませんでした？

　この原稿を書いていたのは，3月下旬から4月上旬のちょうど年度またぎの時期。看護学生から看護師になる人も，新人看護師を迎える側の人も，部署異動する人も，職場が変わる人もみんな気持ちがざわざわ，わさわさ，そわそわ，どこか落ち着かない。これって，マズローの欲求の階層モデルでいうと，「安全・安定の欲求」が脅かされたためにあらわれた感情で，心理的反応の1つです。春はその陽気とは裏腹に，精神機能的にも心理的反応的にもうららかではありません。おまけにいまは新型コロナウイルスの緊急事態宣言下。

看護学生以来という人も

　さて，気持ちを切り替えて，「欲求」という言葉を聞いて真っ先に思い浮かぶ有名人は誰でしょう。米国の心理学者アブラハム・マズローAbraham Maslow（1908〜1970）ではないでしょうか。ちなみに，「マスロー」と表記している文献もあります。看護学生のころに聞いたような，働き始めてからはじめて耳にする（目にす

る）かな，という人も多いのでは？

　マズローは1908年，ニューヨークのブルックリンで生まれ，1943年（マズロー35歳のとき）に，人が誰でももっているような，行動を起こす動機となる欲求を低次なものから高次なものまで5段階に分け，欲求の階層モデル（図1）なる理論を発表しました。一言で言うと，人はこの5つの欲求を充足するためにさまざまな行動を起こす，という理論です。言い換えれば，人の行動のすべてはその背後にある欲求から説明できる，ということになるので，そういう意味では汎用性（はんようせい）の高い理論（さまざまな臨床場面で活用でき，使い勝手がいい理論）だと言えるでしょう。事実，心理学や看護学だけでなく，人の購買行動の分析や企業の人材育成など，経営学・ビジネス業界でも活用されており，『自己実現の経営：経営の心理的側面』（産業能率短期大学出版部，1967）や『完全なる経営』（日本経済新聞社，2001）などの著書もあります。

　この理論が意味するところは，自己実現（Self-Actualization）や承認（Esteem）といった高い欲求は，愛・所属（Love／Belonging），安全・安定（Safety），生理的（Physiological）といった低い欲求満足の上に成り立っていて（図

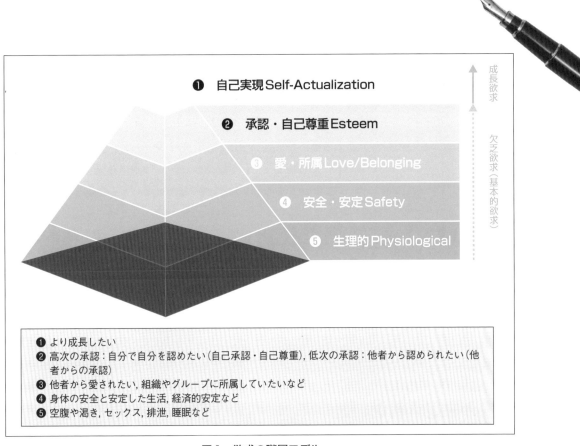

❶ 自己実現Self-Actualization
❷ 承認・自己尊重Esteem
❸ 愛・所属Love/Belonging
❹ 安全・安定Safety
❺ 生理的Physiological

成長欲求

欠乏欲求（基本的欲求）

❶ より成長したい
❷ 高次の承認：自分で自分を認めたい（自己承認・自己尊重），低次の承認：他者から認められたい（他者からの承認）
❸ 他者から愛されたい，組織やグループに所属していたいなど
❹ 身体の安全と安定した生活，経済的安定など
❺ 空腹や渇き，セックス，排泄，睡眠など

図1　欲求の階層モデル

1），これを基礎として必要としており，この基礎がなければ崩壊する，ということです。言い換えると，健康な成長には基本的欲求の満足が重要な必要条件である，ということです。

たとえば，死に物ぐるいになって愛情を求めていても，その人から愛されてさえいれば永遠に幸福で満足だというわけではなく，この満足が達せられた後は一段上の「高次」の欲求，この場合は「他者から認められたい」という承認欲求に駆り立てられ，それに意識が支配されます。では，死に物ぐるいになって他者からの「いいね」「すごいね」など承認されることを求めていても，「いいね」「すごいね」と認められたら，それで永遠に幸福で満足かというとそう

ではなく，そのうちにどこかむなしさを感じるようになり，「自分で自分にいいね」ができる自己承認＝自己尊重の欲求に駆り立てられる，ということです。

行動の動機になるもの

さて，欲求とはその字が示すとおり，"何かを欲しくて求めること"。その"何か"を手に入れる・満たすために何かしらの行動を起こすので，欲求は行動を起こす動機になるものであると言えます。たとえば，空腹で何かを食べたいから食べるし，いまと同じままでいたいから新しいことを始めようとする勢力に抵抗するし，

仲間に囲まれていたいから友達をつくるし，大勢から「いいね！」が欲しいから"映える"画像を撮るし，という場合の「○○したいから」という部分が欲求です。これは意識していてもしていなくても，その行動を起こす動機になっています。ということは，患者さんのあらゆる行動の背景にはその行動を動機づけた欲求があり，その欲求が何かをアセスメントできれば，かかわり方のヒントになります。

　心理的反応でも精神症状が現れます。そのようなとき，あなたが「病気の症状だ」ととらえてしまい，不穏時指示薬を使い，それで終わってしまったら何もケアをしなかったことに等しいです。患者さんの行動が，すべて精神症状によって起きているわけではないのです。

欲求が充足されないと病気になる

　マズローは，それぞれの欲求について，欲求充足（欲求を満足させること）を阻害された人はその満足を絶えず求め続け，欲求充足が阻止されれば人は心身の病気になったり衰弱したりし，欲求が満足されればそれが治療効果をもち，欲求欠乏によって起きている疾患を治し，欲求の持続的な補給によって病気や衰弱を予防し，欲求が充足されていれば人は欠乏を表さない，としています[1]。これらの欲求の特徴は，基本的欲求の1つずつが完全に満たされて，はじめて次のより高次の欲求が意識に表れるということ，安全・安定の欲求，愛・所属の欲求，承認の欲求の3つは他人（他人が複数集まったグループや組織や人的・社会的環境などを含む）が満たしてくれるものであるということ，

です。

　欲求充足が何かしらや誰かしらに妨害されて阻止されると，「欲求不満（フラストレーション）」という状態に陥ります。欲求不満に陥ると，人は，恐れや怒り，孤立感や劣等感などの感情を抱いたり，不機嫌な態度をとったり，他者を攻撃（暴力や暴言）したりといった社会的に不適合な行動をとったり，退行したりします（図2）。欲求不満の状態は私たちにもよくみられますが，社会的に不適合になるほどの欲求不満の状態は精神症状として扱われたり，違法行為や犯罪として現れたりします。ですから，目の前の患者さんが，社会的に容認される程度であっても，社会的に不適応な程度であっても，恐れや怒りの感情，孤立感や劣等感の感情，不機嫌な態度などをみせた場合は，それを精神症状として片づけるだけではなく，欲求不満（フラストレーション）としてとらえ，その患者に不足している欲求は何か，何がその患者の欲求充足を脅かしているのか，を考えなければなりません。生理的欲求から承認・自己尊重の欲求までがほどよく満たされている人は，自己実現へ向かい，成長している感覚や生活における幸福感，静穏，喜び，冷静，責任などの感情を抱き，問題をうまく取り扱えるという自信を抱いており，反対にそうではない人は，自己欺瞞，固着，退行，不安，失意，倦怠，無目標，空虚感，統一性の欠如，利害関心，執着などを抱いているとされています。

　患者が激しい情動を抱いたり，社会的に不適合な行動をしていたり，医療者と患者・家族の関係性が悪化したり，患者や家族が医療や看護に対して過剰なクレームをつけてきたりしたとき，その人の話に耳を傾け，そのような感情や

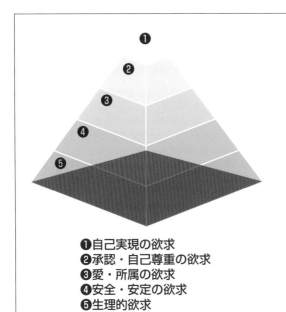

◉欲求充足時の精神機能状態
❶好奇心, 価値があるという感覚など
❷自信にあふれる(肥大していない), 自己肯定感, 達成感, 自尊感情
❸自由な感情表現, 一体感, 生命力や精神力の回復
❹安心, 安楽, 均衡, 平穏, 落ち着きなど
❺身体的な健康感(健やかさ), リラックス, 安楽など

◉欲求欠乏時の精神機能状態
❶疎外感, 病理性の意識, 退屈, 生きる意味の喪失など
❷無能力感, 劣等感, 拒絶感, 他者に対する失望など
❸無価値感, 不完全感, 孤立感, 他者に対する失望, 空虚感など
❹不安, 絶望, 怯え, 不安定感, 失望, 困惑, 混乱, 喪失感など
❺飢え, 渇き, 緊張, 疲労など

❶自己実現の欲求
❷承認・自己尊重の欲求
❸愛・所属の欲求
❹安全・安定の欲求
❺生理的欲求

図2　欲求に関連する精神機能状態

行動がなぜ起きたのか, どの欲求が満たされていないのか, どの欲求がないがしろにされてしてしまったのかを考え, 患者が激しい情動を抱いたり, 患者—医療者の関係性が悪化したりしたのは「患者のこの欲求が充足されていないためだ(ないがしろになっていたためだ)」というアセスメントを記述します。

精神科看護で特に重要な3つの欲求

　精神科看護において患者の心理的反応を扱う場合, 安全・安定の欲求, 愛・所属の欲求, 承認・自己尊重の欲求の3つの欲求がとくに重要です(図3)。なぜなら, 精神疾患はサリヴァン曰く"対人関係の病"であり, 3つの欲求は前述のとおり, 他人が満たしてくれるもの, つまり対人関係において満たされるものであるからです。他人によってこの3つの欲求が満たされるということは, この3つの欲求を満たすために他人の機嫌, 他人の願望, 仲間内での取り決め, 組織の規則などに対して敏感で, 柔軟に順応・適応しなければならないということです。

　これら3つの欲求が満たされていないと症状としては, 気疲れ, 苦悩, 不安, 恐怖, 失望, 喪失, 悲嘆, 敵意, 嫉妬, 羞恥心, 孤立感, 劣等感, 無価値観, 衝動性, 不機嫌, 心理的なしがみつき, 攻撃, 過剰な執着, 過剰な希求, 葛藤, 困惑, 混乱, 固着, 退行, 現実を歪めてとらえる, 洞察の欠如, 神経症的症状などの欲求不満の症状が現れます。つまり, これらの症状が観察されたときは, その症状をSデータとO

<table>
<tr><td>

承認・自己尊重の欲求

自尊心や自律性をもちたい，達成感を味わいたい，ふさわしい地位に就き，表彰を受けたり，注目を浴びたりしたいという欲求。精神疾患への罹患はときとして，患者に中退や昇進の絶望など暗い見とおしを抱かせ，劣等感や無力感の原因となります。

</td><td>

患者さんは他者から承認されているでしょうか。自尊心があるという実感を抱いているでしょうか。精神疾患になったこと，過去に学業や就業を断念したこと，大きな失敗をしたこと，悔いが残っていることなどをいまだに心理的に引きずり，「他者から承認されない自分だ」や「自分はダメなやつだ」と思っている場合があります。こうした場合，構成要素を深読みすれば，絶望感や劣等感，無力感，無能力感，自己肯定感のなさ，自信のなさといった思考や感情の症状があることが理解できます。裏返すと，こうした感情を抱いている場合は，承認・自己尊重の欲求が満たされていないのではないかとアセスメント（A）をし，それを満たすためにどのようなかかわりが必要かを考えて看護計画（P）に記載します。

</td></tr>
<tr><td>

愛・所属の欲求

他者からの愛情を受けたい，愛する人が欲しい，組織や集団に帰属していたい，他者から受容されたい，友情を育みたいという欲求。精神疾患への偏見がもとで会社をクビになるかもしれない，仲間外れにされるかもしれないといった不安はこの欲求を脅かします。

</td><td>

患者さんは他者から愛されているという実感を抱いているでしょうか。組織やグループの一員だという実感を抱いているでしょうか。精神疾患になったことで，誰からも愛されない，グループにいられない，この先恋愛なんてできない，配偶者から見放されるかもしれないなどの考えを抱いていれば，愛・所属の欲求が脅かされているということになります。こうした場合，構成要素を深読みすれば，孤立感や空虚感，無価値感，予期不安といった思考や感情の症状があることが理解できます。裏返すと，こうした感情を抱いている場合は，愛・所属の欲求が満たされていないのではないかとアセスメント（A）し，それを満たすためにどのようなかかわりが必要かを考えて看護計画（P）に記載します。

</td></tr>
<tr><td>

安全・安定の欲求

身の安全と生活の安定を求める欲求。外的な脅威にさらされることなく，現在の生活を維持したい，経済的な安定を得たいといった欲求も含んでいます。精神疾患という未知の疾患への罹患や副作用の恐れ，不測の病状変化，治療経過の不透明性などはこの欲求を脅かします。

</td><td>

患者さんは自分の身が安全であるという実感を抱いているでしょうか。生活が安定している，この先もきっと変わらず平穏であると実感しているでしょうか。精神疾患になったことで，これまでの生活が変わってしまうかもしれない，いつ再発するかわからない，仕事を続けらず困窮するかもしれないなどの考えを抱いていれば，安全・安定の欲求が脅かされているということになります。こうした場合，構成要素を深読みすれば，不安や絶望感，不安定感，喪失感，怯え，恐れ，困惑，混乱といった思考や感情の症状があることが理解できます。裏返すと，こうした感情を抱いている場合は，安全・安定の欲求が満たされていないのではないかとアセスメント（A）し，それを満たすためにどのようなかかわりが必要かを考えて看護計画（P）に記載します。

</td></tr>
</table>

図3　欲求の階層モデルの現場の応用の仕方

データとして記録し，これらの症状はどの欲求が満たされなかったことによるのかをアセスメントしなければならない，ということです。

低次は優勢

先ほど，「低次」の欲求から「高次」の欲求まで5段階ある，ということを書きましたが，あらためて，その言葉のおさらいをしておきましょう。「低次」と「高次」という言葉を並べてみると，「高次」のほうがどこか優勢・優位な印象を受けます。しかし，実際は，たとえば，安全・安定の欲求と愛・所属の欲求のどちらかを選択をしなければならないというようなとき，低次の欲求が勝つ，低次の欲求のほうが優勢・優位である，ということです。

欲求を看護でどう扱うか

患者のことが理解できる，というのが心理的反応のフレームワークを活用するうえでのいちばん重要なポイントです。現場で私たちはよく「あの患者さん，なんでいつもあんなことするんだろうね」や「そんなことで怒らなくていいのに」といったざっくりとした疑問を抱きますが，そういったとき，「あんなことをする」の背景にどのような欲求があるのか，「そんなことで怒る」の背景にどんな欲求があるのか，をアセスメントできれば，かかわり方のヒントが得られます。

欲求が満たされないと欲求不満（フラストレーション frustration）に陥り，さまざまな症状が現れます。また，どの欲求においても，その欲求が充足できないとなれば，困惑・混乱・狼狽（ろうばい）・現実逃避などもしますし，その欲求の充足を脅かす相手や状況に対して怒りや敵意，嫌悪感，軽蔑，恨み，復讐心といった感情も抱くこともあるでしょう。また，欲求の充足を脅かす相手を攻撃することもあるでしょう。これらの症状が強いと心理社会的な援助が必要になります。また，欲求を満たそうとする手段が，他者を脅かすようなものであるときも心理社会的な援助が必要になります。各欲求の欲求不満でどのような症状が現れるのかは，MSE Vol.1, p.232の図39をご覧ください。

もう１つ，核心的欲求

もう1つの欲求関連の理論は，核心的欲求です。人間関係・対人関係における人の基本的な欲求を示したもので，人に敵意を向けたり，人に攻撃を加えたり，人に執拗なクレームをつけたりするなどの行動がなぜ起きたのか，その行動の背後にある欲求を見定めることで，かかわり方のヒントが見つけられます。

次号の予告

心理的反応の「悲嘆と複雑性悲嘆」について解説します。

トピックス

新しい睡眠薬デエビゴ®です。

〈引用・参考文献〉
1）アブラハム・H・マズロー，上田吉一訳：完全なる人間．誠信書房，1979.

MSEを実践するためのトピックス No.6

デエビゴ®（レンボレキサント）

深田徳之 ふかだ のりゆき
医療法人誠心会あさひの丘病院（神奈川県横浜市）精神科認定看護師

今年，エーザイから新しい睡眠薬が登場します！　その名も『デエビゴ®（一般名：レンボレキサント）』！　新しい睡眠薬はベルソムラ®（スボレキサント：『MSE』②p.456）の2014年の登場以来，なんと6年ぶり！　睡眠は国際疾病分類ICD-11で，新たに「睡眠・覚醒障害」として1つの疾患系統にまとめられました。それほど睡眠は大きな問題・疾患として考えられています。

エーザイはわが国では5番目の売上を誇る製薬会社で，向精神薬領域では抗認知症薬のアリセプト®（ドネペジル）や抗不安薬のレキソタン®（ブロマゼパム）を発売していて，睡眠薬ではサイレース®（フルニトラゼパム），ルネスタ®（エスゾピクロン）と続いて，デエビゴ®は3製品目となります。

デエビゴ®は新薬であるため『MSE』②にはまだ収載されていません。でもそういったときは医薬品解説書インタビューフォーム（略称：IF）を検索してみましょう！　ちなみにデエビゴ®のページ数は92ページあります。まず名前の由来ですが，デエビゴ®は「Day（日中）＋Vigor（活力）＋Go（ready to go）」と命名されています。次に薬理。デエビゴ®は従来の睡眠薬であるベンゾジアゼピン系のGABA受容体作動薬ではなく，オレキシン受容体（『MSE』②p.187）に作用します。オレキシン受容体は覚醒─睡眠を調節する受容体で，普段はここを刺激されることで覚醒状態が維持されています。ここを遮断することで覚醒を抑制して睡眠に導き，"覚醒スイッチをOFFにする"ことで，より自然な眠りに近い睡眠作用があると考えられています。オレキシン受容体はOX$_1$とOX$_2$と2つがあって，Ki値は

それぞれ8.1と0.48とOX$_2$受容体拮抗作用のほうが強く，覚醒─睡眠にかかわりが深いOX$_2$受容体への親和性が高くなっています。

副作用は国際共同第Ⅲ相試験で，傾眠10.7%，頭痛4.2%，倦怠感3.1%となっています。ベンゾジアゼピン系で問題となっていた依存性や筋弛緩作用はみられないのが特徴です。同じオレキシン受容体に作用するベルソムラ®とは，併用禁忌薬がないことや吸湿性がないのが特徴です。一包化ができることで服薬コンプライアンスの向上に役立つと思います。薬物動態はT$_{MAX}$：1.25h，T$_{1/2}$：50.6hとなっていて，内服後1.25時間で最高血中濃度に達して，そこから約50時間かけて血中濃度＝作用が半分になる，ということですね。このT$_{1/2}$の長さはベルソムラ®のなんと4倍！（ベルソムラ®のT$_{1/2}$は約12時間）副作用の傾眠10.7%はここから影響しているんでしょうね。でも睡眠薬っていつから効果が出るのか気になるじゃないですか？　患者さんからも「どれくらいで効きますか？」って尋ねられますよね？　そういったときは『0.3倍ルール』が活用できます。これはT$_{MAX}$の0.3倍が効果の発現し始めるタイミングといわれているものです。デエビゴ®の場合はT$_{MAX}$：1.25h，分に変換すると75分なので，75×0.3＝22.5となります。デエビゴ®の効果発現は内服してから22分30秒くらいから，となります。

新しい薬も薬力や薬物動態からどのような薬なのかイメージすることができます。ぜひ観察やアセスメントに活用してくださいね！

（監修：武藤教志）

札幌なかまの杜クリニック

北海道札幌市

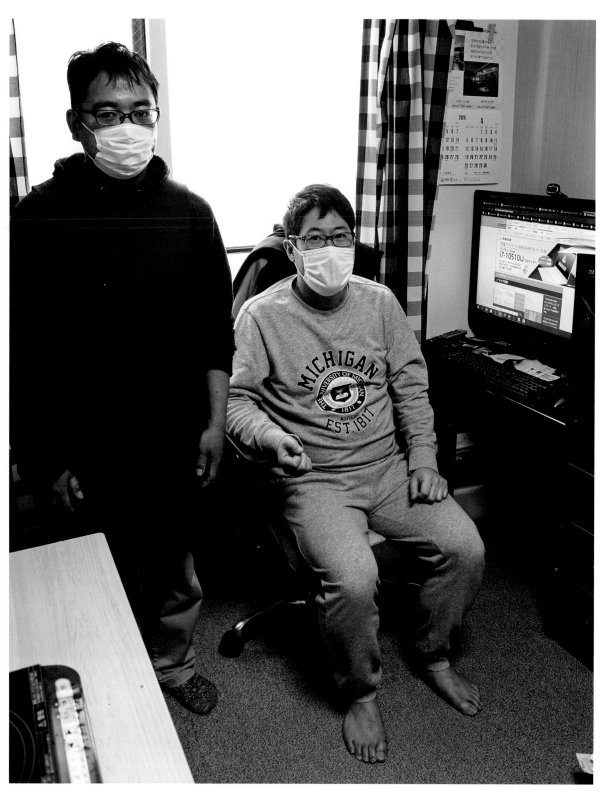

札幌なかまの杜クリニックは，2012（平成24）年10月1日に開院。クリニック名に冠されている「なかま」に関して，クリニックのホームページには次のような説明がある。「スタッフは『専門の知識を持った，なかま』，ピアスタッフは『病気を持った，なかま』。そして皆さんは『これから回復しようとする，なかま』」。

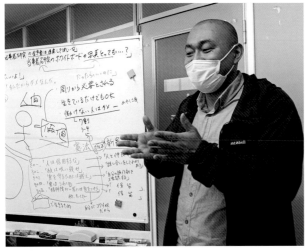

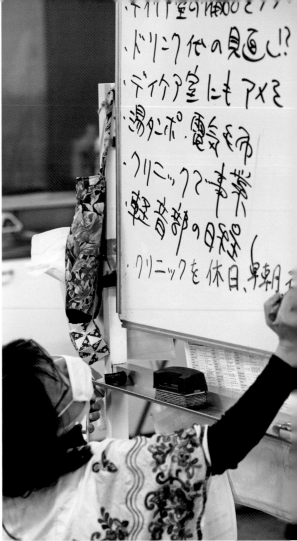

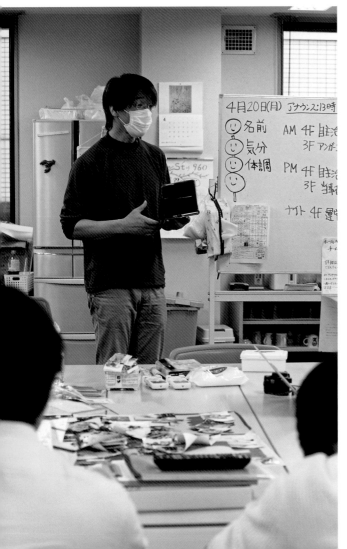

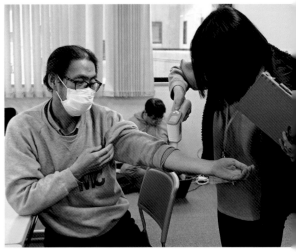

デイケアのプログラムは，『SST』『当事者研究』『WRAP®』『メタ認知』『アンガーコントロール』『オープンダイアローグの考え方を大事にした語り合い』など，心理社会的療法が8割，レクリエーションなどが2割程度と，学び合いと練習や語り合いの多いデイケア。また，アクション系の療法として，プレイバックシアターなどを取り入れている。また，母子支援（もちろん父親もOK）として，デイケアで専用のプログラムが行われ，母親の回復の手助けや，子どもにとってもよい環境をつくるために，訪問看護なども併用してかかわる。

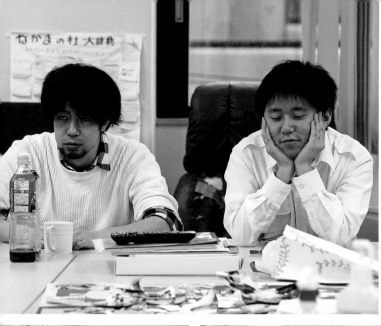
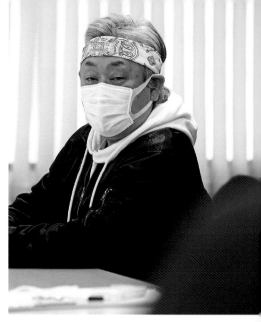
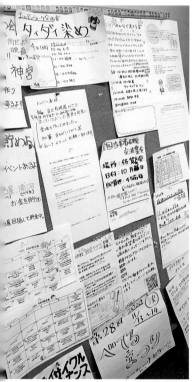
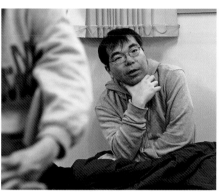
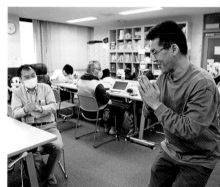
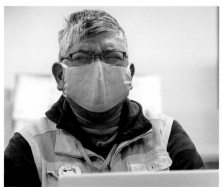
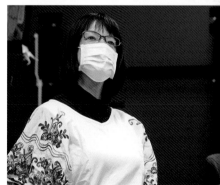
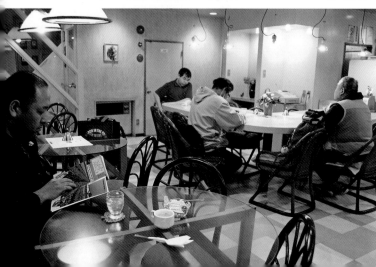
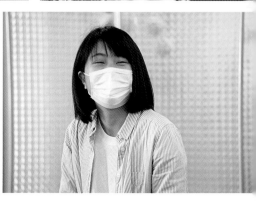

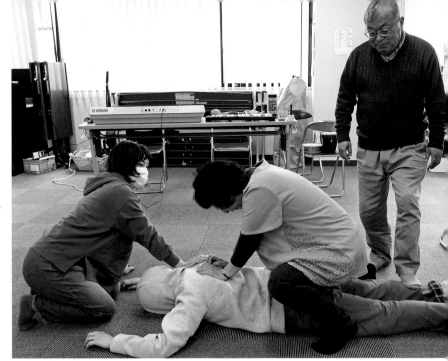

close up
クローズアップ

札幌なかまの杜クリニックでは多くのピアスタッフが勤務している。札幌なかまの杜クリニックにとってピアスタッフは,「私たちは『自ら培ってきた苦労の経験』という宝物を皆さんと分かち合いながら回復のお手伝い」する「『弱さを絆』にして繋がり,一緒に回復していけるなかま」である。なお,クリニックの「なかま」は札幌市内のコミュニティFM局「Radio ワンダーストレージ FM ドラマシティ」で活躍中。

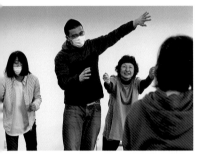

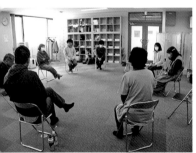

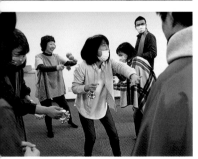

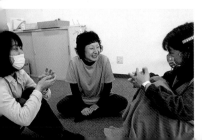

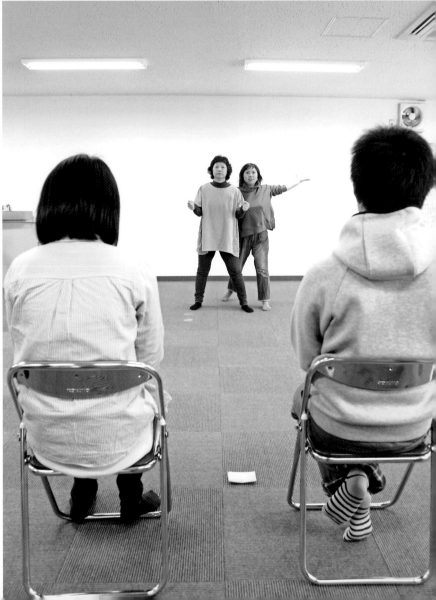

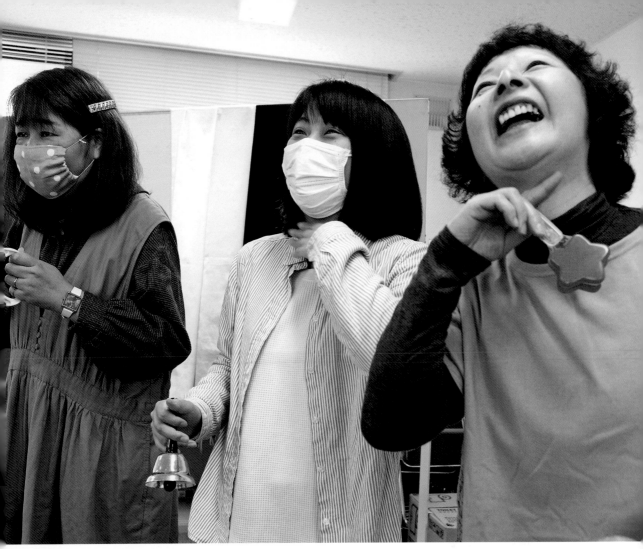

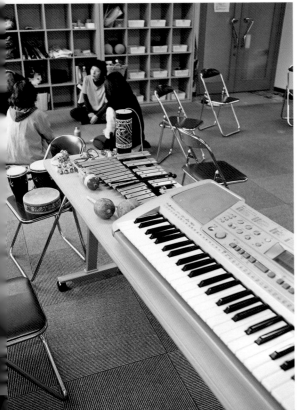

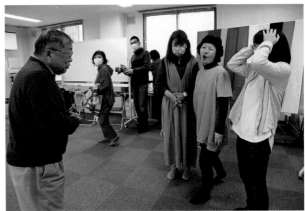

4月末日現在，新型コロナウイルス感染症の拡大防止を目的に，デイケアは一時閉鎖。デイケアに通いながら生活を整えていたメンバーにとっては，とてもつらい決定。現在，デイケアメンバーへのかかわりを強化して，デイケアスタッフが訪問看護などでの支援を模索している。デイケアの再開を望む声や，「デイケアの語り合いが自分をどれほどポジティブしていたか」「こうやって気にかけてくれて，会いに来てくれるだけでもうれしい」「ネットにつないででもいいので，グループワークしよう」などの意見が聞かれるのだそうだ。「まだまだ出口が見えない状況ですが，自分たちにできることをコツコツと積み重ねていきたい」とスタッフで精神科認定看護師の村本好孝さんは話す。

訪問看護は，1日25人前後を毎日
2〜3コースに分けて行う。服薬
管理や生活上の世話などはもちろ
ん，自宅での当事者研究や1対1
で行う個人SST，認知行動療法な
ども取り入れている。ピアスタッ
フが同行する訪問看護もほぼ毎日
行われ，自分たちの病気の経験や
回復のための対処を語り合うこと
が，同じ境遇の者同士のつながり
となる。ピアスタッフの活躍自体
が，当事者にとっての回復のモデ
ルとなり，夢や希望となる。

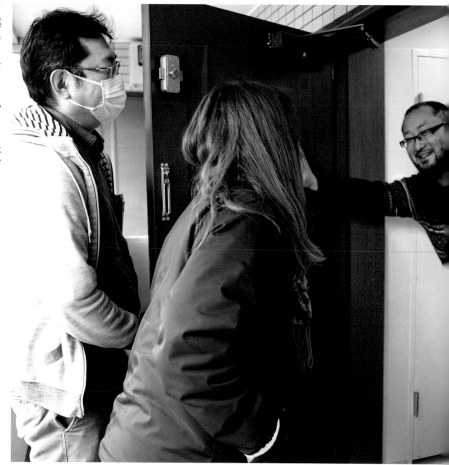

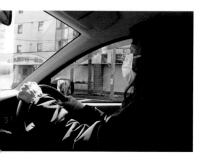

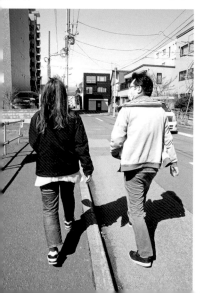

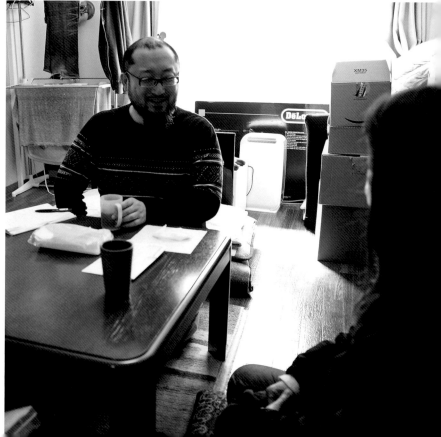

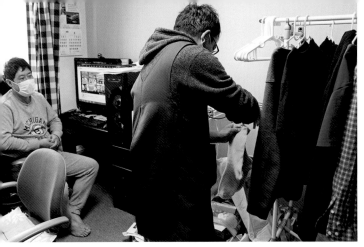
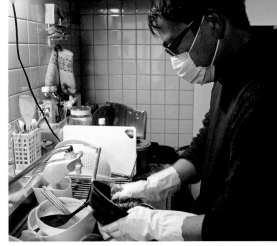
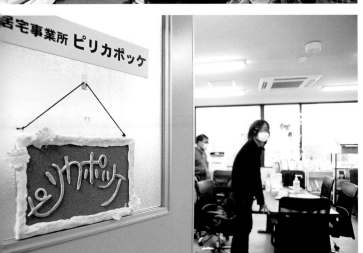
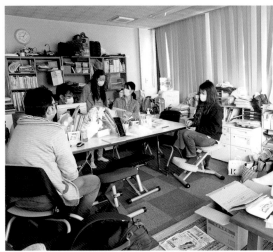
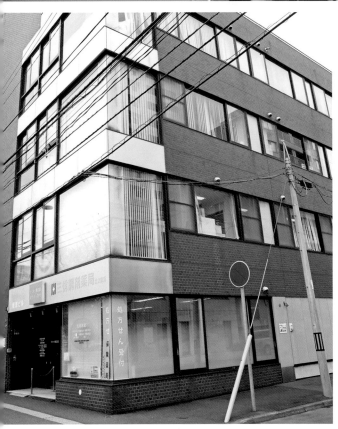
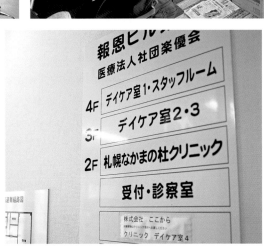

医療法人社団楽優会
札幌なかまの杜クリニック

〒064-0822 札幌市中央区北2条西20丁目1-28
報恩ビル2F
TEL：011-688-5753　FAX：011-688-5754
URL：https://nakamanomori.com/
●診療科：精神科，心療内科，内科
●職員数：23名（2020年4月現在）
●関連施設
　居宅介護事業所「ピリカポッケ」

「なかま」として
つながり，学び合う

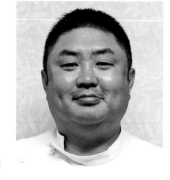

医療法人社団楽優会札幌なかまの杜クリニック 院長

吉田匡伸 さん

札幌なかまの杜クリニックは，世界的にも珍しい，精神障害の当事者がつくった精神科のクリニックです。構想は，浦河べてるの家（北海道浦河町にある精神障害などを抱えた当事者の地域活動拠点）に影響を受けた当事者たちが，札幌市にも自分たちの拠点をつくろうと模索していたところから始まります。

そこに集まった方のほとんどが精神障害や生きづらさを抱えている方々。たとえば，うまくいかない状況を相談するために精神科の医療機関を訪れても，「体調悪いなら活動をお休みしたほうが……」という返答。ほかにも，「話をしている途中で眠たくなる」「頭がぼーっとするので減薬をお願いしてもなかなか減らない」など，生活のしづらさはさまざま。そのような状況に悶々とするなかで，浦河べてるの家の向谷地生良さんに相談して「おもしろいね」と言われたところから，具体的に設立に向けて動き出しました。

「もっと仲間を大切したかかわりを……」「そのために，じゃあ，何をする？ どうしたらいい？」「……NPO法人を設立しよう」などなど，夢の実現に向けてみんなで語り合いながら，それぞれの夢や妄想を語り合いました。もちろん，拠点づくりのための語り合いは，当然さまざまな意見の食い違いやすれ違い，苦労がありました。

まずは，医師探しから始まり，看護師，精神保健福祉士，作業療法士，心理士も募りました。さらに，ピアスタッフと呼ばれる精神疾患からの回復者とも一緒に協働することをめざし，語り合いは続きました。とにかく語り合いにつぐ語り合いでした。

そして，法人名「医療法人社団楽優会」と，クリニック名「札幌なかまの杜」が決まりました。さらに，ロゴマークを決めたり，クリニックとなる事務所の設計など，語り合いながら形にしていきました。

クリニックの掲げる理念は，「『ウエルカム（あなたの経験を歓迎します）』『つながり（なかまとしてつながる）』『学びあう（お互いに学ぶ）』を大切に支援する」というもの。運営に行き詰ったらこの理念に立ち戻り，「理念は達成されているか」「理念は共有されているか」「理念が具現化されているか」などを語り合っています。

診療は短いと10〜15分，長い場合は1時間以上となっています。薬物療法を望まない方や多くの薬を飲まれている方で減薬を希望して来院される方も多くいますので，医師たちもどのような方法で支援していくか，多職種チームでかかわりをもっていきます。薬だけに頼るのではなく，まさに「なかま」の力を借りて薬をうまく使っていけるように支援をしています。結果として減薬に成功される方も多く，人とのつながりのなかでの支援があってこそ，精神科の薬物療法が効果的に働くと実感しています。

また，同法人内に，当事者が支援に赴く居宅介護事業所があり，精神疾患をもつ5名が精神疾患の当事者宅へおうかがいして家事全般や移動支援を提供しています。前述のピアスタッフの訪問と同様で，当事者が支援することで利用者も同等の立場でリラックスしてサービスを受けることができ，支援を受ける側と支援する側の垣根のない支え合いを感じています。

新型コロナウイルス感染症（COVID-19）に関する情報共有の場ができました

このたび，精神科看護師有志による新型コロナウイルス感染症（COVID-19）に関する相談・情報提供のプロジェクトが立ち上がりました。基本はコミュニケーションアプリLINE（ライン）およびその補助機能「ノート」を利用した，新型コロナウイルス感染症予防への対策の情報共有の場となります。下記，「グループ設立者からみなさんへ」をよくお読みいただき，グループへの参加の判断をお願いします。

● グループ設立者からみなさんへ

　日々新型コロナウイルス感染症に関して相談を受けることが多くなりましたが，対策に関して伝えられないことがあり，そのつど知人に相談して情報提供をしてもらうことが増えてきました。もし，各施設における対策の情報を共有する場所があれば，コロナ対策における不安は少なくなり，これから希望をもちながら対策に取り組めるのではないかと思います。これまで，そのような場所を探してみましたが，情報共有の場所がないためにこのグループを立ち上げました。これをきっかけにつながりの輪を広げていき，いつか平時に戻ったときに，また別のことで協働し，助け合うことができるきっかけになるのではないかと思います。

　このグループを，安心・安全な場所にしていきたいと思い，ルールを決めさせていただきました。賛同していただけるのであればご連絡をお願いします。

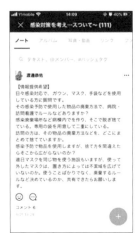

◆ グループ参加にあたってのお願い
①グループに参加を希望する方は，下記のQRコードから友だちを追加してください。
②追加後に所属と名前を入力し，参加の動機をお伝えください。
③確認後，LINEグループに招待させていただきます。
④不適切な書き込みに関しては，削除・ブロックをさせていただきます。

◆ 注意事項
①この場所は，各施設における取り組み・創意工夫をお伝えして，情報を共有する場所になります。
②あくまで標準予防策を基本とした情報提供の場所であり，このLINEグループに書いてあることは感染対策に有効な方法であることを保証するものではありません。
③情報は個人の自己判断において判断し，個人の責任のもとに行動をしてください。情報を提供いただく際には，守秘義務を遵守し，各人の適切な判断にもとづいて行ってください。
④厚労省などの専門機関の情報を基本として対応をしてください。

◆ グループ管理者
渡邊恭佑（訪問看護ステーション和来・精神科認定看護師）
池田靖弘（社会福祉法人兵庫県社会福祉事業団兵庫県立リハビリテーション中央病院・感染管理認定看護師）
佐々木 亮（訪問看護ステーション和快・救急看護認定看護師）

お問い合わせ

（株）精神看護出版編集部

〒140-0001　東京都品川区北品川1-13-10　ストークビル北品川5F
TEL.03-5715-3545　FAX.03-5715-3546　E-MAIL.info@seishinkango.co.jp

どん底からのリカバリー
WRAP®を使って。

第8回 **読者との対話⑦「(リカバリーって?)」**

アドバンスレベルWRAP®ファシリテーター
増川ねてる ますかわ ねてる

> Q8
> そもそもリカバリーってなんぞや。人生なんて不安定でいいんだ。むしろ不安定がアイデンティティになりつつあるこのごろ。人生，どっかの時点（小学生とか）からやり直したいよ，まったく！　WRAPで自分の嫌な性格は治りますか？

　僕は，「リカバリー」したかった。それがすべてだったと思います。このままではやっていけないと切実でした。「もう，楽になりたい」「もう，無理だよ」って思っていました。治療の過程で（医師の指示にしたがわず）薬を使い過ぎてしまって，医師からは「中毒になっています」と言われていました。

　少しの刺激で頭がグルグル回って，そこから逃げ出したいって思うのだけれども，その「グルグル」は自分の頭のなかで起きていることなので僕は決して逃げることができなくて。それは，お腹を壊して，ずっと下痢が続いていて，出しても終わらないようなのが頭のなかで起きている感じ。ずっと「グルグル，グルグル」回っていて，出しても出しても，もうこれ以上は出ないよって，なんにもないよって思ってもまだまだ出てくる感じ。そんなのがもう何か月も，もしかしたら数年だったかもしれないのだ

けども続いていて。

　僕は，戻したかった。自分の頭を，こんなふうになる前の頭に戻したかったです。31，32歳で，実家を出てから13, 14年とかが経っていて，仕事ができなくなって，障害年金を貰い，生活保護の受給となっていくころ。頭のなかに金棒を入れられて，掻き回されているこの感じ。この「頭の下痢」がなくなってくれたならどんなにいいか。元の頭に戻ってほしい。僕は，「リカバリー」したかったです。

WRAPで"性格"は治るのか？

　冒頭の質問，まずは，「WRAPで自分の嫌な性格は治りますか？」について。これは，どうなんでしょう。とても正直に言うならば，「WRAPで自分の嫌な性格は治るかどうかわからない」となると思います。そして踏み込んで答えるならば，「もし，治そうと思うなら治るかもしれない」が，いまの僕の答えです。ポイントは，「治そうと思えば」治るかもしれないということ。そして，「治そうと思わなければ」治らないということです（反対に，治すことを望んでいないのに治ってしまったら，それは悲劇

だと思います）。

　つまり，どちらにも行ける。もちろんそのままでいることが楽なのは確かなので，「治す」方が大変なのかもしれません。でも，そっちに進む「道」もあるということです。WRAPに出会う前，僕はその「道」がわからないでいました。望む状態はわかっているのですが，そこにたどり着く「道」がわからない。いろいろやってみましたがうまくいかなかったです。なので「偶然に任せる」しかありませんでした。そして，自分の無力さにだんだんと諦めが強くなっていき，僕は「専門家」の助けを求めるようになり，でもその「専門家」の方も「いまは，ここまでが限界なのです」と……。なら，もう余計な望みはもたないで淡々とこのままでやっていこうって思っていきました。

　でも，「そうではないよ」と教えてくれる人たちが現れました。そして，WRAPを知って試行錯誤していくと，そこには明確なリカバリーへの「道筋」が描かれているということがわかっていきました。いまも僕の精神は混乱しますが，できるだけ短い間でパワフルに，その道筋を描いて自分にリカバリーをかけることができるようになりたいなって思っています。スポーツ選手がトレーニングをして自分を鍛えるように，リカバリーのトレーニングをしているのは，その「道」があるのがわかったから。

　いきなり100mを10秒で走ることはできないけれども，それをめざすならまずはそのためのトレーニングを始めないといけない感じ。第一歩は，自分の望み（＝「希望」）から始まるということです。世界は望んだ方向に開かれていく……。

　「治そうと思えば」治るかもしれない，とい

うのはそういうことです。また，治そうと思えば「治るかもしれない」というのは，「治る」のは，僕ではなくてそれを望んだ人に起きることなので，僕が「治ったかどうか」の評価・判断はできないと思っています。100m10秒なら客観的な評価もあるかもしれませんが，「嫌な性格を変えること」というのは主観的なところが多いので，これを評価・判断できるのは，それを望み，体験する方自身ということになると思います。いずれにしても，まずは「望む」ことから始まると思います。

　道をたずねた。老婆は答えた。上さまに行けば山，下さまに行けば海。どちらに行けば極楽でしょう。どちらさまも天国　どちらさまも地獄。世界はあんたの思ったとおりになる[1]。

　まず，望むこと，願うこと。そしてそれを生きてみる。それで，現実は立ち上がってくるのだと思います。確かなことをいうのはとても難しいのですが，困難であればあるほど始めの一歩で必要なのは「希（こいねが）い望むこと」。そこから始まるのだということは，確かだと思います。

リカバリーってなんだろう？

　冒頭の質問，その前段に戻ります。これは，本当に重要な観点だと思います。「人生なんて不安定でいいんだ」っていうのも，「不安定がアイデンティティになりつつある」というのも，ドキッとしつつ，なんだか胸がすく感じがしました。精神科医療や福祉の領域にかかわり生活をしていくなかで，このごろ僕は「不安定」よ

りも「安定」が安全で安心な感じになっていましたし，どうしたら「安定」できるかと考えるようになっていました。ご意見をいったん自分のなかに取り込んで，「リカバリー」について再考してみます。

　まず，いまの自分のことを書いて，みなさんと考える題材としてみます。僕は（この文章を書いているいまは，日本国中に「緊急事態宣言」が出されて2週間というときなのですが），頭の調子がよくなくて，まいっています（実際，もう何日も布団で眠ることができなくなっていて，夜はアイスノンと熱さまシートで頭を冷やして暴走をとめています。叫ばないと精神がバラバラになりそうになるので，大きな声を出している時間もあります。この文章はエナジードリンクを使って頭を刺激して書いています。そうしないと，いろんな情報に神経を"もっていかれて"しまうから。情報の接点となっているスマートフォンには，2週間以上触れていません。いまの僕は，自分の意思で，精神を1つの方向に向けることがとても困難になっています）。長いトンネルのなかに入っている感じがしています。

　そんな僕が語っている「リカバリー」。「リカバリー」は本当にあるのか？　ただの妄言なのではないか。「精神疾患をもつ患者」が，適当なことを言って「自己正当化」しているだけではないのか？　結論からいうと，「精神疾患」からの「リカバリー」は現実ですし，妄言ではなく事実としてあります。僕は，WRAPを使うことで体験しましたし，形あるものとしてとらえています。

　もう何日も布団で寝ることができず，スマホを手にもつこともできないでいるというのに，

「リカバリー」と言えるのはどうしてなのか。誤解を恐れずに言うと，「それでもよい」って思っているからです。それが自分だと思うから。もちろん，この「状態」は「よいときの私」ではありません。「よくないときの私」です。でも，人生はいいときもあるけれども，よくないときもあります。「苦手な状況や出来事」だってやってくる。時には「人の助けが必要なとき」もあるし，「病み上がりの不安定なとき」もある。いろんなときがあり，いろんな「私」がいます。でも，きっとそれでいいんです。

　WRAPをつくり，使うということは，いろんなときの自分に対してその「手綱」を取っていくことだと思います。いいときにはいいときなりの，よくないときにはよくないときなりの手綱の取り方というのはありますし，それは意識してやっていくことで上達もしていきます。僕の頭は神経が過敏になって「暴走」をすることがあります。以前はそうなったときには，なすすべなく苦しんでいました。薬が使えたころは薬でコントロールしようとしていましたが，使えなくなってからはまた途方に暮れました。それからWRAPに出会い，自分のWRAPを使っていくとさまざまな方法が手に入っていきました。

　たとえば，①（布団ではなく）ソファーで寝る，②アイスノン，熱さまシート，③大きな声を出す，④エナジードリンク，⑤スマホは見ない。いま，僕はそれらの「道具」を使って，自分の手綱を取っています。WRAP以前は，②，④は「道具」ととらえていたかもしれませんが，①，③，⑤は「症状」ととらえていたかも知れません。そして，①や③を「問題行動」ととらえて修正しないといけないって思っていたでし

ょう。もちろん，①，③，特に⑤に関しては困っていて，生活に支障も出ているのでまいってはいますが。

　本当によくないことは，「僕」がバラバラになってしまうこと。WRAPをするようになってから，上の①，②，③，④，⑤は全部が僕の「道具」という認知になっています。これらのすべては，「危機的状態」において僕が自分のコントロールを失わないために使っている「道具」です。いまは「道具」があるから大丈夫だという感覚があります（もちろん，いい感じのときではないので，苦しいし辛さはありますが，以前のように「もう生きていたくはない」や「どうしたらいいのか途方に暮れる」という感じはありません。自分と自分がつながっている感じがあるからです）。

違和感，あるいは違った前提（？）

　そろそろ紙面が尽きようとしています。ここまできてみると，「不安定だからこそWRAPを使うのだし，リカバリーは静的なものではなくて動的なものだ」ということを僕は書いているのだと思います。そうなるとはじめの問いに答えられていないように感じてきています。もやもやと，そもそもの問いかけとのズレを感じているのですが，どうでしょう？

　来月また，やりとりをさせていただけたらと思います。「リカバリー」に関して，前提が違っているようにも感じてきていて……。もやもやしたまま今月はおしまいにしたいと思います。これからの1か月，コロナがいい方向に向かっていたらいいなって思います。そして，僕の精神もいい感じに戻っていたらいいなって思っています。元気になって再会したいです。

　　緊急事態宣言から2週間
　　4月25日（土）

〈引用・参考文献〉
1）藤原新也：メメント・モリ. 三五館, 2008.

神奈川県立精神医療センターにおけるBCPの活用状況
新型コロナウイルス感染症の脅威のなかで

石田正人
いしだ まさと
地方独立行政法人神奈川県立病院機構 神奈川県立精神医療センター（神奈川県横浜市）
精神看護専門看護師／特定課題担当

本記事は2020年4月末現在の神奈川県立精神医療センターの対応についてご執筆いただいたものです。今後の状況により，新型コロナウイルス感染症に関する病院の対応は変化する可能性があります（編集部）。

 はじめに

日々，新型コロナウイルス感染症（以下，コロナ）の感染拡大防止対策にご尽力されているみなさま，お疲れ様でございます。緊急事態宣言が出され緊迫感の高まっているなか，医療機関では危機的状況の長期化が予測されます。特に精神科病院においては，普段扱うことの少ない医療行為や連携先に戸惑いがあるのではないかと思います。今回，神奈川県立精神医療センター（以下，当センター）におけるコロナの対応について紹介をします。各施設での対応に活用していただければ幸いです。

 新型コロナウイルスに対する理解

コロナに関する情報はメディアを含め，さまざまなところから得られる。日々刻々と変化する情報とその多さに，何が正しい情報なのか，現在の知見はどうなのか，情報を得ることよりも，正しく情報を扱うことの難しさに直面している方も少なくないだろう。医療者として，まして精神科に携わるものとして何をするべきか，それはスタッフ，患者，強いては病院を守るためには，精神科病院が担うこと，もしくはできないことを具体的にイメージすることではないかと思う。普段行っていないことを急にはできない。そのため，コロナ専門家になろうというわけではないことを意識し，自分たちが守るものを明確にすることが重要である。

まず，基本的な知識のおさらいとして，コロナには3つの“感染症”という顔がある[1]。1つめの“感染症”は「病気そのもの」だ。このウイルスは感染者との接触で感染する。2つめの“感染症”は，「不安と恐れ」だ。ワクチンや薬が開発されていないことから不安や恐れを感じ，振り回されやすい。正しい情報の入手，処理がしにくいため，気づく力，聴く力，自分を支える力を弱め，結果，不安を伝染してしまう。3つめは，「嫌悪・偏見・差別」だ。感染によって日常生活から遠ざかったり，差別につながったりなど，人と人との関係や社会とのつながりが壊れてしまう。この感染症が怖いのは，①ワクチンがないことで不安が生まれ，②生き延びようとする本能から人を遠ざけ，③差別が怖く，症状があっても受診をためらい，結果病気の拡散を招くことだ。医療者としてコロナのもつ顔，特性を把握しておくことは重要である。

医療者として感染症の混乱に陥らないためにすることは，1つめの"感染症"に対しては，手洗いや咳エチケット，人混みを避けるなど，基本的な標準予防策をとること。2つめには，情報に振り回されないよう，自分自身の考え方や気持ち，振る舞いなどを観察する。非常事態のなかで，いつもと変わらず続けられていることを振り返るなど，日常の確保を心がけること。3つめには，いまや誰がコロナに感染しても不思議ではない，明日はわが身かもしれないという気持ちで他者をねぎらい，敬意を払うこと。こうして負のスパイラルを断ち切るための対策を講じておくことが重要である。

精神科の特徴とBCPの考え方

精神科病院は，一般病院に比べて患者が固定化されているという特徴がある。患者群も，もともと社交的で外に出るというより内向的な人が多いことが想像されるため，感染経路はスタッフからの可能性が高くなる。また，患者の身体面は健康であることが多いことから，病院として日ごろから感染症対策を十分に行うことが難しい。こうした特性を踏まえて行うことは，院内の感染対策の強化である。院内にウイルスをもち込まないためには，スタッフの出勤時にもち込まないよう，手指消毒やマスク着用を徹底し，濃厚接触のリスクを下げる。また，患者の面会を制限することや，通院患者と同行者に対する入り口での発熱チェックなども有効だろう。大切なことは，こうした行動を病院が一丸となって行うことである。そのため，情報の発信，周知には最大限配慮し，スタッフ全員がいま病院でどのような方針の舵を切っているのか

を把握できるようにしなくてはいけない。

こうした対応は多くの病院で考えられるだろう。問題はその後のフェーズの設定である。このとき，考え方の柱となるものがBCP（Business Continuity Plan：事業継続計画）である。BCPとは，災害時における病院の被害を最小限にとどめつつ，事業の継続あるいは早期復旧を可能にするために事前に定めた計画である。病院の機能を維持していくために優先業務は何か，それを実現するためにはどの時期に何をするのか考えるものである。BCPの考え方をもとに当センターの対応の概要を紹介する。

当センターの感染防止対応

組織方針を，①感染リスクを低下させる，②病院機能を維持する，の2つに絞った。感染リスクについては，外来・入院患者のコントロールと，職員の感染制御で対応した。外来については，必要最小限の外来運営をめざし，処方箋の郵送対応や，緊急性の低い入院の見合わせ，外来時間の縮小などを行う。入院患者については，感染防止の側面から，外来患者と接触しない時間で院内散歩にするなど時間を制限し，接触頻度を下げるとともに，職員の感染防止としてマスクの着用を義務づけた（備品の供給が見込めず，4月上旬に全職員に月4枚のマスクを配布した。ただし，処置に伴う最低限のマスクはそのつど配布する）。

そして，職員の感染制御については，標準予防策に必要な備蓄を試算して代替できるものを模索することや，濃厚接触者の定義にもとづいた休日の保障や，情報発信，知識提供を行った。こうして病院内にウイルスをもちこまな

表1　当センターのとった標準予防策

行為・状況	必要な防護用具
・患者との接触に距離がある 食事の配下膳片づけ，検温など	サージカルマスク＋手袋
・患者との接触に距離がない 血圧測定・採血など	上記＋ビニールエプロン（長袖ガウンも可）
・日常的なケア 排泄介助・食事の片づけなど※患者が袋に片づけられない場合	上記＋フェイスシールド＋キャップ
・大量飛沫発生あり 吸引・検査 ※誰が行うか調整中	上記＋マスクをN95に変更

い工夫を院内全体で行った。こうした対応は一時的には経営に影響する。しかし，最悪のシナリオは，院内感染により外来が閉鎖されることや，患者の支援を行うスタッフが確保できないこと，つまり病院の機能を維持できないことである。このリスクを避けるためのやむを得ない対応ということをスタッフレベルにまで周知することが重要であった。次に，病院機能の維持についての対応は，コロナに伴う病院機能の停止を避けるため，何が優先業務なのか選定を行った。その結果，精神科救急システムの維持，感染患者の受け入れに優先業務を絞った。救急の維持に向けて，警察，行政と調整し，可能な限り院内にコロナをもち込まないよう，感染の疑いが強い患者は身体科の受診を経てから精神保健福祉法の23条を受理するなど，スクリーニング体制を整備した。

また，入院から病室に移動するまでの移動ルートを想定して受け入れ動線を確認し，対応する人員の確保と，間接的に周囲の人の動きをと

めるよう連携体制を確立し，動線が交差しないようにした。もともとそうしたつくりではなかったので，対応には人員を要した。日ごろ入院を受け入れている病棟だけではなく，病院全体で受け入れをバックアップする仕組みが必要であった。患者が通過した後は通過ルートを消毒するので，細やかな配慮が必要であった。

コロナの受け入れ調整

組織方針の最後に考慮するのは感染患者の受け入れである。コロナを受け入れる際には準備が必要である。精神科で対応できる身体症状は限られているため，スタッフの不安に対応すべく，どのような状態の患者は対応可能なのか，重症化した場合の転院先と，搬送方法，人員の確保が必要であった。幸い，クルーズ船ダイヤモンド・プリンセス号の対応で神奈川県内の調整はある程度できていたため，重症化した場合には，県庁に設置されたコロナの対策本部で転院先と搬送方法を確保してくれることとなった。こうして外部調整が終了したため，院内の体制を整備することとなった。

院内調整で大切なことは，まず，①標準予防策である。スタッフの安全を守るために，また感染を広げないために，知識と技術を習得する時間が必要である。医療崩壊しつつあるなか，備品は簡単に手に入らない。どの状態で，どの防護具を使用するのか，ていねいにルールを説明した。周知を徹底しなければ，不安に思うスタッフはいつも以上に備品を使用して自己の身を守ろうとする。そうなると，本当に必要なときに必要な防護具を提供できない可能性がある。そのため，院内の感染対策マニュアルと日

表2　受け入れ病床の確保の共通認識

	Phase0	Phase1	Phase2
病床確保	2床（陰圧室）	2床（陰圧室）	2床＋α（陰圧室＋α）
患者数	0名	1-2名	3名以上
スタッフ数	通常どおり	一部縮小	中等度の縮小
課題		・グレー者の対応 ・応援体制 ・スタッフ配置など	・退院先の確保※ ・増床時のゾーニング ・一部病棟再編成※

※自宅に帰れない長期入院患者の転帰先の確保

本環境感染学会の指針にもとづき，表1[3]のような対応とした。原則，患者にマスクの着用を義務づけ，限りある備品を効率的に使用できるようにした。

次に，②受け入れ病床の確保である。受け入れる病床はどこにするのか，感染制御の視点からゾーニングする（表2）。患者の療養環境は赤エリア，PPEの着脱を行う黄エリア，清潔区域を緑エリアとして，その仕分けを病棟の見取り図などをもとに検討する。その際，可能であれば自治体の協力を得て，感染の専門家に現場視察してもらうことも必要であった。こうした経過を時系列で示し，いまどの段階にいるのか共通認識をはかれるようにした。

避けられないメンタルヘルスの課題

最後にメンタルヘルスのことについてふれる。経験したことのない事態に遭遇したとき，人はさまざまな反応を示す。それは非常事態における正常な反応であるが，そのことを自覚するには少し知識が必要になる。こうしたメンタルヘルスに関する知識提供を組織として行うこともスタッフの支援として重要である。

知ってほしいことは，誰であっても一過性のストレス反応や気分の落ち込み，眠れない，頭痛，胃痛，便秘や下痢といった自律神経症状が見られるということである。なかには，抑うつや医学的に説明のつかない身体症状，精神疾患やメンタルヘルスの問題が出現する人もいる。これらの反応はある種の防衛であるが，いまの状態がどのような段階か把握することが回復するうえで重要となる。図1は，IASC（Inter-Agency Standing Committee：機関間常設委員会）の心理社会的支援の階層である。これはどのような支援が必要なのか概略をとらえるものと理解してほしい。その状況をとらえるための方策としてPFA（Psychological First Aid：心理的応急処置）を紹介する。PFAは少しの知識があれば誰にでもできる，こころのケガの回復を助けるための基本的な対応法を効率よく学ぶためのガイドである。PFAは，困難な状況において気持ちを落ち着かせることに役立つもので，無理強いして心理的につらい出来事を話しあうものでもなく，語りを聞き，安心させ，落ち着けるように手助けするものである。

PFAは，準備，見る，聞く，つなぐ，のパートで構成されている。コロナに関する知識を準備して，実際の目でメンタルヘルスニーズのある人を発見する。そのうえで，安全を保障

特別
記事

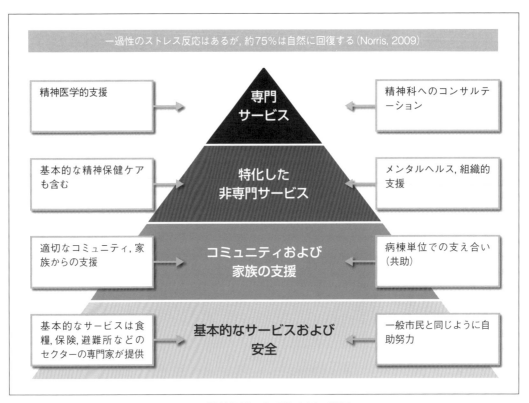

図1　精神保健・心理的支援の階層
「災害・紛争等緊急時における精神保健・心理社会的支援に関するIASCガイドライン」（IASC,
2007）をもとに改編

した環境で話を聞き，ニーズを整理し，情報提供をしながら状況に応じて専門的なサービスにつなぐ。詳しくは成書を参照していただくとして，PFAを行う際は情緒的な支援が重要である。そのために，傾聴し，自分の偏見や先入観にとらわれないように配慮することが重要である。注意することは，相手が求めていないのに無理強いしてしまうことや，自分が対処できないことに気づくことも含んでいる。自分にできることを自覚して，必要に応じて専門的サービスにつなぐことも視野に入れて対応する。危機的な状況に対応できるよう助け合うことがコロナを乗り越えるために必要だと感じている。

〈引用・参考文献〉
1）日本赤十字社：新型コロナウイルスの3つの顔を知ろう！. http://www.jrc.or.jp/activity/saigai/news/pdf/211841aef10ec4c3614a0f659d2f1e2037c5268c.pdf（2020年4月26日最終閲覧）
2）BBC News Japan：米国の新型ウイルス死者，1日で1800人超最大を更新. https://www.bbc.com/japanese/52213050（2020年4月26日最終閲覧）
3）日本環境感染学会：医療機関における新型コロナウイルス感染症への対応ガイド第2版改訂版（Ver.2.1）. http://www.kankyokansen.org/uploads/uploads/files/jsipc/COVID-19_taioguide2.1.pdf（2020年4月26日最終閲覧）

隔月連載 27

看護場面の再構成による臨床指導

援助職の個性と役割遂行（前半）
どのニーズ充足に向かいやすいか？

松丸直美 まつまる なおみ[1]　　**松樹八々** まつき やや[2]　　**宮本眞巳** みやもと まさみ[3]

1) 亀田医療大学看護学部 助教　2) 元・亀田医療大学看護学部学生　3) 亀田医療大学看護学部 教授

はじめに
実習担当教員の視点から（松丸）

　本事例に登場する患者Aさんは，精神科病院の閉鎖病棟に長期にわたり入院しており，感情の表出が率直だが，時には激しく表出することがあり情緒的な変動も大きい方である。一方，報告者の松樹さんは，感情の表出は控えめでソフトな雰囲気ではあるが，冷静な印象を与える学生である。精神看護学の実習をとおして，どの看護領域にも共通するコミュニケーションの重要さを学んだと述べている。

　学生には6日間の病棟実習の間に，2場面のプロセスレコードを作成することを課しているが，1場面は領域統括教員と担当教員を交えたグループカンファレンスで検討し，もう1場面は担当教員による個別指導を行っている。今回の報告は，実習から約1年後に，領域統括教員，担当教員の私，松樹さん，それと同時期に実習した学生が1人加わって4名で再検討した内容を踏まえたものである。

精神看護学実習の実際
学生の視点から（松樹）

1) 事例紹介

　Aさんは，60代前半の女性で，診断は統合失

調感情障害，精神遅滞であった。2年ほど前に乳がんが見つかり，抗がん剤治療も行っていた。中学校卒業後はパートなどに就いていたが長続きせず，異性との交際への関心が高まったことから家族内で問題をたびたび起こしていた。20代前半のとき自殺未遂があり，情緒不安定と診断されて入退院をくり返した。30代で結婚したが2年後に離婚，その後も希死念慮が強まるたびに入退院をくり返していた。さらには，気分変動，拒食，拒薬，暴力行為なども現れ，3年ほど前には突然死にたくなって階段から飛び降りようとするなど，希死念慮が強く行動化の傾向も目立つようになった。今回の入院中も気分変動が著明に見られ，症状が改善するのを待ちながら経過観察を行っているという状況であった。

2) かかわりの概要

　実習初日に担当病棟に行った際，私に明るく積極的に話しかけてくださったのがAさんであった。指導者さんから，受け持ち患者は自分で決めていいと言われていたので，最初に話しかけてくださって，明るく人懐っこい印象を抱いたAさんを受け持ち患者にさせていただいた。

　はじめてコミュニケーションをとった際もAさんは私に積極的に話しかけ，さらに「肩揉み

してあげる」とおっしゃって，肩揉みもしてくださった。「気持ちよかった？」と問われ，「とても気持ちよかったですよ」と伝えると，とてもよろこんで，「昔こういう仕事していたの」と話してくださったことから，Aさんとは順調に関係性を築いていけるのではないかと感じた。

ところが，その日の午後に再度様子を見にうかがった際は，ベッドに入りぐったりとした様子で体の痛みを訴え，「話したいけど……，いまは……」と話されたため，「午前中に話し過ぎて疲れたのかもしれない，痛みは乳がんによるものかもしれない」と思い，「ご無理をなさらないでください。また明日も来るので明日お話しましょう」と伝え，休息を優先するようにした。初日のかかわりをとおして，Aさんの性格や症状の程度，態度や言動の特徴を理解するため，積極的にコミュニケーションをとろうと考えた。

実習2日目は，朝から布団に潜り込んでいる状態で，「うつ病なの。来てくれているのにごめんなさいね」と力なく話す姿を見て，まだ昨日の疲れが残り，調子が戻っていないのかもしれないと思い，この場面でも休息を優先させた。その間にカルテを閲覧したが，初日の午後や2日目の朝のようにベッドで過ごすことが多いことに加えて，積極的に明るく振る舞うときもあれば，抑うつ状態で元気がなく布団にこもっているときもあり，気分変動の激しい様子がうかがわれた。また，Aさんは思った以上に繊細であるため，気分変動の兆候を察しながらコミュニケーションをとっていく必要があることに気づいた。また，Aさんとかかわったときの様子や，指導者さんへの報告時の話しあいか

ら，Aさんの気分変動と疲労度の関連についても考慮しながら関係を築いていかなければならないと感じた。

さらには，布団に潜り込みがちで抑うつ状態をうかがわせる様子から，Aさんが抱えていると思われる不安や苦痛に焦点をあてることも必要ではないかと考えた。そこで，少し回復したように見えた2日目の午後に声をかけてみたところ，Aさんは，いままで感じてきた思いや悲しかったこと，苦しかったことなどについて話してくださった。話し終えると，「思っていることを抱え込むのはよくないよね。あなたがいたから話したの。あなたがいてよかった」と手を握ってきた。私は，やはりAさんが心に抱えている思いを傾聴することはとても大切なのではないかと感じた。

3日目も，「寝ます」「休みたいです」などの静かにしていたいというサインが出てないときには，声をかけてAさんの話を傾聴するようにした。

4日目の午前中は入浴もありAさんは活動的だったが，その際に私を信頼してくれていると感じられる場面があったので，プロセスレコードに記載した（表1）。

⑥の髪の毛を「乾かしてくれない？」という発言に，⑦で「自分でできるんじゃないの？」と思いつつ，私はAさんなりの甘えなのかなと心のどこかで思っていた。そして，学生が受け持って甘えに応じることがAさんに悪影響を及ぼし，自分でできないことが増え，今後もそれがくり返されたらどうしようなどと困惑し，葛藤した。その結果，今後のAさんを懸念し，⑧では「自分で乾かさないんですか？」

表1　風呂あがりに髪の毛を乾かす場面

私が見たり聞いたりしたこと	私が考えたり，感じたりしたこと	私が言ったり行ったりしたこと
	①姿が見えないと思ったら，入浴していたんだ。今日は調子がいいのかな。朝のあいさつに行こう。	②「Aさん，おはようございます。今日も1日よろしくお願いします」
③私に気がついて，「ああ，松樹さん」	④うーん，声のトーンも高くないし，疲れてる感じがするな。	⑤「お風呂に入られていたんですね」
⑥「うん」。ドライヤーで髪の毛を乾かそうとイスに座る。突然，「松樹さん，乾かしてくれない？」	⑦私が乾かすの？　ほかの患者さんは自分でやってるし，Aさんも日常生活行動は自立しているから，自分でできるんじゃないかな。手伝うことは簡単だけど，できることは尊重したいから，自分で乾かすように促してみよう。	⑧「Aさん，髪の毛，自分で乾かさないんですか？」
	⑨自分で乾かすことを拒否したらどうしよう。機嫌を損ねて，気分変動に影響したらどうしよう。	
⑩何も答えず，自分で髪の毛を乾かし始める。乾かしてもらうのは諦めた様子であった。	⑪自分で乾かしてくれてよかった。でも，なんで私に頼んできたんだろう。	

と問い返すことになった。午後はいつもと同様に布団に潜り込んでいたため，様子を見に行くと自身の思いを吐露してくださったが，話している途中に声を荒らげ泣き出す場面もあった。

　5日目も同様に，話を聞いている途中で泣き出してしまい，Aさんが抱える気持ちに寄り添うためにはどう接すればよいかと，とても考えさせられることが多かった。

3）精神看護学実習を振り返って

　この場面の⑥で，私は驚きや疑い，混乱や困惑を感じたが，苛立ちや嫌悪感などの不快感は抱かなかった。心のどこかで，人に甘える機会の少ないAさんには「信頼できそうな学生ならやってくれるんじゃないか」「ちょっと甘えてもいいんじゃないか」という気持ちがあるのではないかと思った。しかし，もしもここで甘えに応じた影響で，今後もずっと同じことが

続き，Aさんの回復と自立の妨げになったらどうしようという思いにとらわれていた。いまから思えば，甘えに応じることも1つの方法であり，もしもそれが続いたら，そのときはまた別の対応をしてもよかったのではないかと考えられる。プロセスレコードをいま振り返ると，⑧のような返事がベストだったのかは何度考えてもわからない。

　先生方とこの場面をあらためて振り返り，Aさんの甘えたい気持ちもそのときの重要なニーズの表れだったのに，私の関心は回復と自立の支援に偏りがちであったことに気づいた。精神科領域の実習にいたるまでに，さまざまな他領域の実習を経験していた影響からか，私には自立を促さなければという思いが強かったと考えられるが，精神科領域では，その人の気持ちに焦点をあてて接していくことが重視される。私は，「松樹さん，乾かしてくれない？」という言

葉には，どれだけ強い思いがこもっていたのか
を汲みとれないままに，「自分で乾かさないん
ですか？」と聞き返すことによって，Ａさんの
自立的な行動を促す形となった。いまから思え
ば，Ａさんの気持ちに焦点をあてることの大切
さを意識していたら，もっと違う対応もあった
のではないかと考えられる。自立の支援を考え
ることも大事であるが，その人の気持ちに応え
ることも重要であることをあらためて感じた。

　この場面を1年ぶりに先生方と振り返ること
によって，実習中には言語化しなかった当時の
感情が掘り起こされた。そして，患者との関係
を振り返り，より深く理解するためには，自分
の体験した感情を意識し，言葉で表現すること
が必要不可欠であることがわかった。私は，こ
れまで患者の気持ちに寄り添い，患者との関係
性を大事にしたいと考えてきた。それを漠然と
行うのではなく，自身の感情を大事にし，その
とき感じたことを手がかりに，患者との関係性
を見つめ直し援助的な人間関係につなげていく
ことが，特に精神疾患患者のニーズを満たして
いくうえでは重要であると学んだ。また，患者
が自分自身の発した言葉の背景を自覚できるよ
うに促すことを通じて患者の回復を試みること
が，看護師には求められることと理解できた。

4) 臨地実習全体を振り返って

　今回，当時の記録を読み返しながら実習の経
過を細かく振り返ったところ，私は出会いの時
点からＡさんの話を傾聴するように心がけて
いたが，話の内容は浅いものから深いものへと
徐々に変化しており，自分なりに少しずつ患者
との距離を縮めていることがわかった。患者の

多くが抱えている心の傷を外から理解するのは
難しいが，かかわりの積み重ねが人間関係を紡
いでくうちに，疾患の背景が少しずつ見えてく
る。その人にとっての最善の看護をめざして，
コミュニケーションをとり，ケアを行ったつも
りでも，患者の理解が深まらない限りはニーズ
の充足につながらない。患者が態度や言動をと
おして出し続けているサインから患者の苦悩を
感じとり，患者が何を求め，どのような援助が
必要なのかを患者と一緒に確かめていくことが
必要であることに気づいた。

　精神看護学実習では，患者の感情的側面に焦
点をあててかかわりをもつことがいかに重要で
あるか考えさせられ，どのような看護の分野で
あっても，患者と向き合うためには感情への注
目が大切であると考えられるようになった。患
者の言葉1つとっても，そこにはどのような思
いが込められているのかに焦点をあてることに
よって，患者のニーズを読みとり，ケアに活か
していくことができる。

　精神疾患か身体疾患かを問わず，患者の自立
を促す援助は重要だが，時には不安や悲しさ，
さびしさを和らげることを最優先することが望
ましい状況におかれた患者もいる。そのときど
きの患者のニーズに配慮し，どのニーズを優先
的に満たすかを確かめながら，患者の期待と具
体的な援助とをうまく擦り合わせていくことが
患者の安定や回復につながっていくのではない
だろうか。患者がもつ本当の思いを汲みとるこ
とはとても難しく，本音を聞ける信頼関係を築
くことはなおさら困難と思われるが，コミュニ
ケーション場面を1つ1つ積み重ね，患者の理
解を少しずつ深めていくことはできる。身体疾

患の患者に対して身体面の行き届いた観察と配慮が重要なのは言うまでもないが，患者の何気ない言葉の背景に隠された本心にも関心を注ぎながら看護の仕事に従事していきたい。これからも，どのように患者に寄り添う姿勢が，よりよい具体的支援につながるかについて考えていきたい。

実習指導を振り返って
実習担当教員の視点から（松丸）

本稿で取りあげたのは実習4日目の場面だが，松樹さんは実習初日午後の場面についてもプロセスレコードを作成しており，実習中に振り返りの機会をもっていた。午前中は明るく元気で，自分から話しかけてくれたAさんが，午後にはすっかり元気をなくした様子に驚いたという場面であった。その場面について松樹さんは，元気はなくても意思表示がはっきりしているというAさんの強みを活かし，気分変動をもたらす要因を明らかにしながら，コミュニケーションのとり方を工夫していきたいと振り返っていた。

今回とりあげた場面についても実習中にもとりあげており，⑧の「自分で乾かさないんですか？」という応答に驚いて，松樹さんは意外に大胆だなと思った。驚いたのは，私の場合だと，患者との関係が崩れるのではないかと気になって，まずは相手の要求に応じる対応をする傾向にあるからだろう。松樹さんならあまり戸惑うこともなく，さらっと伝えられて，関係も崩れないかもしれないと思った半面，Aさんは松樹さんの応答に対して何を感じたのかが気に

なった。

松樹さんも，⑨ではAさんの機嫌を損ねたのではないかと気になっていたのだが，⑪で特に不満気な様子を見せるわけでもなく自分で髪を乾かし始めたAさんの様子から，諦めたのだろうと推測していた。私としては，その場面でのAさんと松樹さんそれぞれの思いの中身が気になったものの，Aさんはさほど気にしていない様子だったということなので，松樹さんの対応は悪くなかったと理解したのだが，なんとなくスッキリしない思いは残った。

1年の時を経て，あの場面を振り返ったことにより，私自身の実習指導をめぐる課題も見えてきた。実習時の私は，松樹さんの発言によって患者がどのような影響を受けたのかが気になって，その点について松樹さんに確かめてみた。Aさんはあまり気にしていないようだったという松樹さんの答えに，私は納得し切れてはいなかったようである。それで，松樹さんがAさんの言動の背景にあった思いを引き出せるような問いかけをできていたらという思いが残ったのだろう。ただし，それだけでは自分の抱いた疑問の答えを見つけたいという私の個人的なニーズにすぎないということになりかねない。

スッキリしなかったもう1つの理由は，松樹さん自身が，感じたり，考えたり，言ったりしたことの背景を探ることができていたら，松樹さんが自分自身についての理解を深め，自分の個性に見合ったケアを探るきっかけを提供できたかもしれないという心残りのようである。

次回7月号，後半では宮本眞巳先生の解説を紹介します（編集部）。

タクティール®ケアがもたらす安心感と穏やかさを届けるコミュニケーション

田仲和子 たなか かずこ
国立大学法人琉球大学医学部附属病院（沖縄県中頭郡）副看護師長／精神科認定看護師／リエゾンナース

リエゾン精神看護との出会い

　30年前，精神障がい者の胃がん手術患者を受け持ったことがあり，手術の同意を得るまでに医師と何度も説明をして，やっと手術の運びになった事例がありました。そのころより，リエゾン精神看護に興味・関心を抱き，2009（平成21）年，精神科認定看護師の資格を取得し，2017（平成29）年，念願のリエゾンナースとして活動を開始しました。2014（平成26）年，日本精神科看護協会沖縄県支部で，「こころの健康出前講座」を立ち上げ，講師として活動するとともに福島県県外避難者心のケア訪問事業にも従事しています。

精神看護の原点を伝えたい

　琉球大学医学部附属病院（以下，当院）は，総合病院で特定機能病院としての役割を担う精神科急性期治療の病院です。私が勤務する精神科閉鎖病棟は，病床数40床で保護室が2床あります。

　当院精神神経科の対象年齢は，児童（10代）〜高齢者（90代）まで幅広く，認知症，うつの急性期で電気けいれん療法目的・BMI13以下摂食障害の身体的治療目的・妊産婦・手術目的・透析困難・がんの末期などの全科を対象とする患者の入院を受け入れています。

　タクティールケアは，当院精神神経科病棟で，認知症患者，不安・焦燥の強い患者，パニック症状の患者，またリエゾン看護に心理的アプローチとして意図的・効果的に取り入れています。精神看護では，道具をもたなくてもスキルさえもっていれば，看護を届けることの醍醐味を味わえると考えます。タクティールケアは，「その特別な道具を必要とせず，必要なのはあなたの"手"ただそれだけ」「"手"が情報収集のツール」になり，同時に「情報収集のツール"手"」が「患者のニーズを満たす看護の"手"」[1]に変わりその役割を果たすことができると，木本明恵氏は述べています。看護は五感（視覚・聴覚・嗅覚・味覚・触覚）をとおして培うといわれています。10分から20分，短時間"手"でふれることで患者さんの顔色，表情から「今日は，痛くて気分的にも調子悪そう」という情報を読みとることで，身体的・精神的アセスメントにつながる機会になるのです。"手"でふれるタクティールケアをとおして，精神看護の原点である「傾聴・受容・共感」の時間を共有し，相互作用が働き，精神的安定をはかることができるのです。

タクティール®ケアがもたらす安心感と穏やかさを届けるコミュニケーション

 タクティールケアとは

タクティールケアの手法は，施行術者の手で背部や手部・足部を「柔らかく包み込むようにふれるケア」です。ラテン語の「タクティリス（Taktilis）」に由来する言葉で「ふれる」という意味があります。1960年代にスウェーデンで未熟児ケアを担当していた看護師シーヴ・アーデビー（Siv Ardeby）らによって開発されました。"意識的な皮膚接触"の実践により，未熟児の夜泣きがなくなり，体温が安定し，体重増加などのポジティブな結果が多く見られました。これをきっかけに看護師を中心として，さまざまな看護・介護の場面で活用されています。これが今日，日本で行われているタクティールケアの原形です[1]。

日本においては，2006（平成18）年に日本スウェーデン福祉研究所（以下，JSCI）がタクティールケアを紹介し，その後，タクティールケアが認知症に限らず，がんの緩和ケア，糖尿病，脳卒中，未熟児医療，障がい児医療，ストレスケア，ドメスティック・バイオレンスケア，幼稚園や小学校のストレスケアなど多岐にあたってとり入れられ，補完療法として位置づけられています。

私がタクティールケアを知ったのは，リエゾンチームを立ち上げる4年前で，JSCIでインストラクターを務める木本明恵氏が講義された研修会でした。2人1組ペアで背中のタクティールケアを体験したとき，受け手側は安心感で眠くなり，やる側は体がポカポカして穏やかな気持ちになる感覚があり，これは，「あなたも私もOK。信頼関係を結ぶうえで使えるコミュニケーションスキルだ。リエゾン看護に活か

せる。すぐ修得したい」と思い，急いでタクティールケアⅠコースを受講しました。

 タクティールケアの効果

1）安心感を得られ，穏やかな気持ちになる

科学的根拠として，皮膚への接触により皮膚にある触覚受容体が刺激され，知覚神経を介して脳に伝達され，脳の視床下部からオキシトシンが分泌されます。血流によってオキシトシンが体内に広がることにより，不安やストレスのもととなるコルチゾールのレベルが低下し，安心感とストレスが軽減され，穏やかな気持ちになります。

2）痛みの軽減（ゲートコントロール理論）

1965年にパトリック・D・ウォールとロナルド・メルザックが提唱した，触覚や圧覚が痛覚を抑制するというメカニズムを説明する学説です。脊髄には，痛みを脳に伝えるゲート（門）があり，ゲートが開いていると痛みが脳に伝わります。このゲートを閉じる働きをする物質に，オキシトシンがあります。看護師が，痛みの原因を確かめるためにふれたその手によってオキシトシンの分泌が促されます。それが安心となって伝わり，痛みを伝えるゲートが閉じられます。すなわち，オキシトシンの分泌が痛みの緩和につながるということです。

3）そのほかの効果

胃腸機能の改善，コミュニケーション能力の向上，安眠効果，リラクゼーション効果，身体認識の向上があげられます。タクティールケアを行う際の配慮を表1にまとめます。

表1　タクティールケアを行う際の配慮

ケアを受ける方への配慮	①受け手の体調を確認し了解を得ること ②受け手の名前を呼び、あいさつをしてから始める ③1回の目安は、背中10分、両手20分、両足20分 ④受け手の肌に手指を密着させること ⑤いつも同じ手順で滑らかな流れで行うこと ⑥受け手が寝ている場合、転落の危険に注意すること ⑦最後に受け手に「ありがとうございました」とあいさつをすること ⑧受け手とあなた自身ともに水分補給を行うこと
あなた自身について注意すること	①手を洗いましたか。爪は切りましたか ②あなた自身の体に（体位）負担はありませんか ③使用する物はそろっていますか（清潔な枕・毛布）
まわりの環境について注意すること	①静かな快適な場所を選ぶこと 　（明るさ・リラックスできる状態・温かさ） ②まわりにタクティールケアを始めることを伝える 　（タクティールケア中カード作成）
手技について注意すること	①感染の恐れのある皮膚疾患がある場合は、ほかの部位で行うこと 　（水虫などがある場合は背中・手） ②妊娠中は、タクティールケアによって陣痛が促進する恐れがあるので行わない ③タクティールケアによって性的感覚を刺激されたときは、性的対象とならない性別の者が手技を行う（距離を保つことができる背中・足） ④受け手の病状からの判断が難しい場合は、主治医に相談する

タクティールケアは、背中・手・足の手技がありますが、今回は紙幅の関係上、背中への手技を例にとって紹介します（図1）。

タクティールを用いたアプローチ

1）BPSD認知症患者へのアプローチ

　精神科リエゾンチームの回診で、90代認知症で心不全を合併したKさんとの出会いがありました。Kさんは不安・焦燥が強く、呻吟で、「はあ、はあ」と声を出しながら、いてもたってもいられずにナースコールを押し続け、常時、「おしっこしたい、早く看護師さん来て」と叫び続けていました。また、転倒のリスクも高いため、転倒防止作動装置が病衣につけられていま

した。内科病棟では対応困難な患者さんとして診察を依頼されてきました。

　リエゾン回診時、短い時間のなか、片手のタクティールケアを提供しました。すると、呻吟がとまり、医師がKさんに、「何か心配事があるのですか」と質問すると、「看護師さんを呼んでいるけどすぐに来てくれないの。おしっこしたいのに」と落ち着きをとり戻したかのように会話をすることができました。私は、その変化に驚きを感じながら、「これだ。Kさんの不安・焦燥への対応は」と思いつくまま、その日は夕食後、背中・手・足の3セットを行ってみたところ、「看護師さん、ありがとうね。また来てくれる。給料はあげられないけど。お願いね。お願いね。約束して」と言いながら、落ち着い

タクティール®ケアがもたらす安心感と穏やかさを届けるコミュニケーション

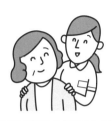
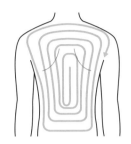
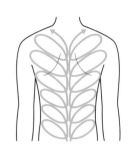

①「○○さん，タクティール
ケアさせていただきます」と
あいさつをし，両肩にしばら
く手を置きます。

→

②背中の真ん中に両手をしば
らく置きます。中心から外側
に円を描きながら，ゆっくり
ふれていきます。いちばん広
いところは数周くり返します。

→

③両手を腰の真ん中に置いて，
ハートを描くように肩まで上が
って，肩のところは何回も包み
込むようにふれます。ハートで
相手の背中を包むようにします。

↓

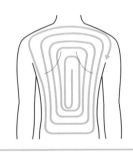
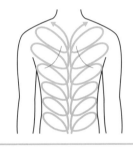
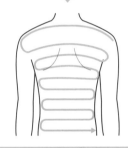

⑥背中の真ん中に両手をしば
らく置きます。中心から外側
に円を描きながら，ゆっくり
ふれていきます。いちばん広
いところは数周くり返します。

←

⑤両手を腰の真ん中に置いて，
ハートを描くように肩まで上が
って，肩のところは何回も包み
込むようにふれます。ハートで
相手の背中を包むようにします。

←

④両手を一緒に移動させなが
ら，肩から，背幅のいちばん
広いところを行ったり来たり
してふれながら，腰の位置ま
で下ります。

↓

⑦両肩に手をしばらく置きま
す。感謝の気持ちを込めて「あ
りがとうございました」と伝え
てからゆっくりと手を離します。

【ポイント】
両手をピッタリと受けてくださる方の背中に置きます。力は不要です。
やさしくふれます。ゆっくりゆっくりと（できれば7分以上）行い，は
じめから最後まで手を離しません。それだけです。

＊タクティール，Taktilは，株式会社日本スウェーデン福祉研究所の商標登録です。

図1　タクティールケアの実際（背中を例に）
本イラストは株式会社日本スウェーデン福祉研究所提供のイラストをもとに作成

て入眠することができたのです。そこで，タクティールケアの効果的なかかわりを実感することができました。

さらに，個室でしたので，家族から引き離され，自宅と環境が違う状況にあることで，不安・焦燥が強いことが考えられました。そこで，病棟へ病院スタッフだけでがんばるのではなく，環境に慣れるまでは，面会時間に家族がともに過ごす時間・空間がもてるよう，家族に協力依頼することを提案しました。家族に協力依頼したことにより，家族とともに過ごす時間が多くなり，不安・焦燥は軽減していきました。しかし，家族も1か月以上の入院のため，普段は仕事をしながらつき添うことがあります。さらに，家族が疲弊しないよう，ねぎらいとしてときどき家族にも背中のタクティールケアを提供しました。すると，娘さんから，「これはいいね。私でも，お母さんにやってあげることができる」という言葉が聞かれましたので，娘さんにもタクティールケアを学んでもらいました。それからは，娘さんがKさんに，タクティールケアを提供することができるようになり，家族の満足度を高める相乗効果にもつながりました。この事例をとおして学んだことは，患者と家族にタクティールケアを実践して，リラクゼーション効果，信頼関係を構築する効果があることをあらためて確認できました。

2) 拒否・拒薬・暴言患者へのアプローチ

手のタクティールケアをとおしていちばん印象深いのは，慢性腎不全でアルツハイマー型認知症のIさんです。

ケアに対し，拒否，拒薬，パンチの暴力があり，内科病棟のスタッフが心的外傷に陥ること

があり，結局，Iさんは精神科病棟に転科することになりました。精神科病棟看護師はどのように暴力を受けず，スムースにケアを提供すればいいのか悩んでいました。朝，昼の食事もとらず，薬も飲まない拒否があり，人を代え，タイミングをみながらかかわるなどの工夫をしました。目覚めのよい朝11時，手のタクティールケアを提供したところ，穏やかになり「薬，飲んでもいいよ」と言い出したので，内服させることができました。

私は，手のタクティールケアを施行するなかで，Iさんの若かりしころの仕事，生活パターンに関して，長期記憶に働きかけながら，雑談をしていました。Iさんは，「若いとき，夜は飲み屋を経営し，朝の11時ごろまで寝ている生活していたのよ。朝ご飯と昼ご飯は一緒という感じ」ということを話したので，それから私たちは，Iさんのこれまでの生活歴，バックグラウンドを踏まえて，無理に起こして朝食，朝薬を促すことはせず，朝遅くまで寝ていてもいいし，朝食が遅くてもよいこととし，その人の生活リズムに合わせてケアを提供していくことにしました。すると，内服の拒否がなくなり，暴力は減り，食堂でみんなと雑談するまでになりました。

タクティールケアを行いつつ，雑談のなかから生活歴を引き出したことで，Iさん自身についての情報収集につながり，対応に苦慮していた看護師からも「どのように対応したら薬が飲めたのでしょうか」という質問があがりました。さらに，病棟スタッフとの情報共有する機会をカンファレンスでもち，安心，安全で個別性のある看護につながったと考えます。この事例をとおして学んだことは，患者の暴力から医療者

のメンタルヘルスに影響が生じる場面でも，「できない看護からできる看護へ」とタクティールケアが活かせたことです。

まとめ

　タクティールケアを施行する意味は，"手"でふれて「あなたの患部はどこ」「あなたの心を開きたい」「あなたをもっと理解したい」「あなたは私にとってとても"大切な人"」と受け手に伝える看護の原点であり，話すことができなくても，ふれて無言の時間と空間をともに共有することでお互いを理解できる関係性につなげることができるようになります。タクティールケアを受ける側（あなた）は，安心感・穏やかさを受けとることができる。タクティールケアをする側（わたし）は，ふれることでオキシトシンが分泌され体がポカポカし穏やかになれる。情緒的にふれることでお互いに癒されるという，このギブアンドテイクのケアによって患者理解が深まり，信頼関係へとつながります。

　ただ，看護は1人で提供するには限界があります。現在は，地域の人を巻き込みながら安全と質を担保した看護ケアの提供が求められます。そこで，チームワークで醸成して届ける看護を考えると今後，私はタクティールケアを理解してかかわる仲間を増やし，その輪を広げることで支える輪の広がりをもたらす安全・安

表2　タクティールケアを学びたい方へ研修紹介

①タクティールケアⅠコース
②タクティールケアⅡコース
③タクティールケアⅠ／タクティールケアⅡフォローアップコース
④ファミリーハンドコース

＊株式会社日本スウェーデン福祉研究所（JSCI）が提供する教育プログラム

心・質の高いチーム医療を届けていければと考えています（表2）。

〈引用・参考文献〉
1）木本明恵：はじめてのタクティール®ケア―手で"触れて"痛み・苦しみを緩和する．日本看護協会出版会，p.37，2016.
2）株式会社日本スウェーデン福祉研究所：タクティール®ケアⅠコーステキスト．p.31，2017.
3）酒井桂子，坂井恵子ほか：健康な女性に対するクティールケアの生理的・心理的効果．日本看護研究学会雑誌，35（1），2012.
4）小泉由美，河野由美子ほか：実施記録からみる効果の内容分析．日本看護研究学会雑誌，35（4），p.91-99，2012.
5）中澤明美，塚本都子ほか：看護学生が捉えたタクティール®ケアの持つ力―はじめて手技を学んだ学生のレポートの分析．38（3），p.87-94，2015.
6）緒方昭子，奥祥子ほか：日本における「タクティール®ケア」に関する文献検討．南九州看護研究誌，11（1），p.47-53，2013.
7）天野真希，長谷川智子ほか：手のタクティールケアによるリラクセーション効果の検証．日本看護研究学会雑誌，14（1），p.25-33，2012.
8）秋山剛，宇佐美しおり編：精神科リエゾンチームガイドブック―はじめ方からトラブル対応まで．医歯薬出版，2017.

学の視点から
精神保健(メンタルヘルス)で
地域をひらく

安保寛明 あんぽ ひろあき
山形県立保健医療大学看護学科(山形県山形市) 教授

③ ▼Third Step　会えないときのつながり方

感染症への警戒がもたらす変容

この原稿を書いている4月末時点で, 世界的な感染症への警戒は見とおしが明らかなものにはなっていません。

今回の感染症がもたらす影響はたくさんあるのですが, 今日はそのうち, 社会的な価値観の変容の見とおしを書いていきたいと思います。

「直接会わない」という価値

今回の, 感染症への警戒は「会わないことが気遣い」という価値観を広めることになると思います。「会いたくない (外出したくない)」という考えをもつことはなんらかの問題があるとみなされがちでしたが, この数か月で状況は一変しました。大学での学生対応は, オンデマンド方式 (講義) とビデオ通話 (研究指導や面談や演習) に切り替わりました。さらに, 全国規模の学会や団体の会議はほとんどがビデオ会議ツールを用いたものになりました。大学院の講義をオンラインに移行して, とても快適になりました。学生同士が話しあっている時間に, 私はPCの検索システムを使って学生に必要な資料を準備することができます。なにより90分という時間を講義や対話にスムーズに転換することができます。

直接会わないサービスはすでに存在していて, 販売員がいなくても物が買えること (ネット通販など) で先取りされていました。直接会わないことの価値とは, 「最重要な価値以外の要素を取り除きやすくする」という意味と, 「その場の雰囲気を必要としない」という2点にあります。

実施者と評価者の一致がもたらす難しさ

顧みれば, 会うことの価値とは「相手を知っているから質がいいだろう」「直接確認できるから信頼性が担保できるだろう」というように, 期待と信頼をあいまいにもたらすものでした。この考え方は, 物をその場で取引する場合に有効な考え方ですが, 直接会うことによってあいまいな情報で相手の判断力を鈍らせることも可能になってしまいます。

さらに, 会うことの弊害に「実施者と評価者が一致してしまうことでの評価の信頼性が落ちる」ことがあります。みなさんは, 対面で購

入した商品に後悔させられたことはありませんか？　対面販売だと，商品を勧める人自身が販売者なので，近江商人でいう「三方よし」の状態になりにくい関係性にあります。

　会わなくても済む時代においては，結果の信頼性や予想との一致性に重きがおかれます。また，実施者と評価者を別にする動きを加速させることになるでしょう。たとえば，Amazonなどのインターネット事業者の多くはユーザーによる商品への評価を表示しますが，これは，書店でいえば販売者と本の評価者を分けるということを意味します。これは，学の世界でいう査読や倫理審査のときに必要な「利益相反」[※1]を防ごうという考え方にやや近いものです。

　さて，ここで読者のみなさんに問題です。その場の雰囲気の影響を受けやすく，実施者と評価者が一致してしまうことで利用者が疑問をもちやすい業界とは，販売業以外に何があるでしょう？　……その業界は，今後，大きな変革を必要とすることになりそうな業界だといえそうです。

対面しづらいときの地域づくりとは

　得ようとすればどのような情報でも得られるようになったからこそ，その情報の確からしさや意味を明らかにしてくれる人の存在が重要性を増します。多彩な情報の精度を見極めて地域や集団に合わせて翻訳や解釈をつけることで，地域に暮らす人たちも自分たちですべての情報を把握しなくてもよくなっていきます。

　なお，このような役割をミクロな集団に対して行うのが家族支援を含む直接支援です。精神保健による地域づくりと直接支援は近い要素が

あります。いずれ，権威をもつ人のあいまいな物言いよりも，学の面から見た確かな情報と解釈に安心感をもつ人のほうが多数派になる時代がすぐにやってくると思います。

応援する方法にも変化が生まれる

　人や地域を応援する方法もいろいろあります。いまは，冠婚葬祭であっても対面以外で気持ちを何かに込めて伝えることが多くなってきました。対面で現金を渡すと買収や賄賂になりやすく慎重な取り扱いが必要な一方で，ふるさと納税や認定（特例認定）NPO法人への寄付などの形で，地方公共団体や公共性の高い団体への寄付は好意的な行為ととらえられるようになってきました。

　私も，いくつかの団体や自治体に会費や寄付金などの形で応援をしています。寄付という行為は，自己効力感を高めてくれるという研究報告もあります。今号の精神科看護に寄稿や連載をしている方のかかわっている団体や，この春から夏にかけて行こうと思っていたイベントや学術集会に行けなくなった方は，この機会にその交通費分を寄付してみてはいかがでしょう。きっと，何かが変わると思いますよ。

※1　利益相反というのは，信任によって職務を行うべき人が，その立場から追求すべき利益や目的（多くの場合は公共性）と，その人がほかにももっている立場や個人としての利益（多くの場合は個人の利益）とが，競合ないしは相反している状態をいいます。

(4) Next Step
空間を越えてつながるということ

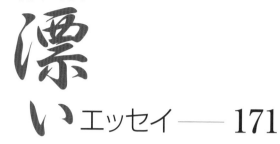

坂田三允の

漂いエッセイ——171

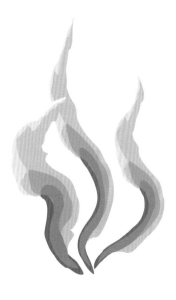

自由って……

　このところ，世界中が新型コロナウイルス感染症（以下，コロナ）に振り回されている。コロナでお亡くなりになった多くの方々には謹んでお悔やみ申しあげたい。でも，わが日本に関しては，ちっぽけなウイルスに決め手となるような対策が生まれず，右往左往している行政に振り回されていると言ったほうがいいようにも思う。議論されている段階であたかも決定であるかのようなニュースが流されることもあるし，検証されていない事柄が真実であるかのような解説や，一部だけをとりあげた映像が出されているような気がしないでもない。とはいえ，無症状だから言えるのかもしれないが，外出自粛で外に出る人が少なくなっているおかげで，自粛したくてもできない私の乗る電車は空いていて，とても助かっている。

　出勤時は座れるのだが，帰宅時の電車の混雑には悩まされていたのだ。しかし，このところ帰宅時にも座席を確保できてしまう。半分だけ開けられた窓からは新鮮な空気が入ってきて，ツバメが子育てを始めた春だというのにやや肌寒いのはちょっと困るけれど，読書にはもってこいの環境。私は長い通勤時間を本に親しんで過ごすことができている。

　コロナが話題になる前に読み始めていたのが，海堂尊氏の「ポーラースター」シリーズ（2016〜，文藝春秋）である。キューバは私にとって遠い存在であったのだが，友人に熱烈なチェ・ゲバラのファンがいたこと，そしてたまたま書店で海堂氏の本を見つけて手に取ったことから熱中してしまったのだ。コーヒーの産地であること以外あまりにも中南米のことを知らない自分を反省し，とりあえず，ゲバラとフィデル・カストロのことを知りたいと思って読み始めたのが，広瀬隆氏の「カストロとゲバラ」（2018，インターナショナル新書）なる新書であった。広瀬氏の書を選んだのは，「ジョン・ウェインはなぜ死んだか」（1982，文藝春秋），「東京に原発を！　新宿一号炉建設計画」（1981，JICC出版局）などを読んでとても啓発された記憶があり，この人のものなら信じられるかなと思ったからである。

　読み始めて驚いた。私がまだ子どもだったころによくラジオから

坂田三允
さかた みよし
多摩あおば病院看護部顧問（東京都東村山市）

Miyoshi SAKATA
TADAYOI ESSAY

流れていて，言葉も意味もわからず，「あんみつ食べたい足りないバナナ〜♪」と聞きとっていた浜村美智子さんが歌う「バナナ・ボート」は，ジャマイカ民謡の一形態で，港湾荷役人の労働歌だったのである。「足りない」と聞きとったのは「Tallyman（伝票をつける人）」のことだったらしい。「あんみつ」と聞こえたのは「and me」だろう。「もうすぐ日が昇る。オイラはつらい仕事を終えて家に帰りたい。Tallymanさん早くバナナを数えて」という，キューバを侵略していたアメリカ企業の代表とも言える「ユナイテッド・フルーツ社」に訴える悲しい叫び声だったのである。

そして，1961（昭和36）年に公開されたのが「ウエスト・サイド・ストーリー」である。映画を観た当時高校1年生の私は悲恋物語としてしかとらえていなかったけれど，「アメリカの魅力に惹かれながらも白人と対立した褐色の肌を持つプエルトリコ出身の貧しい若者の姿に，カリブ海諸国の人種差別が映し出された。（中略）カストロが大学生活を送った後武装蜂起したのは，まさしくそうした『アメリカの魅力』と『アメリカの圧政』が同居する時代のまっただなかであった」という広瀬氏のことばを読んだいま，もういちどこの映画を観てみたいと思った。

アメリカではコロナによる死亡者が世界一と言われる。その大半が黒人やヒスパニック（中南米人）であるという報告もある。「ウエスト・サイド・ストーリー」の劇中歌「アメリカ」には以下のような歌詞がある。「アメリカじゃ人生バラ色さ，もしアメリカでやっていけるなら，アメリカじゃ全部OKさ，おまえも生粋の白人だったら」。この状態はいまでもアメリカで続いているのだろう。アメリカで貧しい人々にとって医療は遠い世界。だからカストロはアメリカから自由になるために戦った。広瀬氏はあとがきのなかでこう述べている。「キューバはアメリカに敵対してきたと言われるが，彼らはアメリカ政府に不満を持つことはあっても，アメリカ合衆国という国家全体とアメリカ文化やアメリカ文明を決して憎んではいない。だが彼らは，ヤンキー・スタイルでアメリカ化される社会を求めていない。（中略）キューバには，間違っても豪壮な邸宅を求める社会はなく，簡素な生活ながら，ほとんどの国民が日々に満足している。それに対して日本人は，アメリカ文明に劣等感を抱くかのように，政治・経済がアメリカの尺度で図られ，豊かさの意識がすっかりアメリカ化されている」。

ゲバラは広島を訪れたとき，「なぜ日本人は，これほど非道なことをしたアメリカに怒らないのか」と言ったという。「鬼畜米英」と竹やりを持っていた人々が，進駐軍の兵に「ギブミー　チョコレート」とすがりついたという話は戦後生まれの私もよく聞かされた。そうしなければならなかったほどに，日本の軍国主義は庶民の生活を犠牲にしてきたということなのだろう。アメリカは自由という思想（？）を私たちに教えてくれた。でも，アメリカが中南米でどれだけ残酷なことをし，どれだけの自由を奪ってきたかについて，少なくとも私はほとんど知らなかったし，知ろうともしなかった。自分さえよければ何が起こってもいいと目をつぶってしまってはならない。あらためてそう思う。

喪失と再生に関する私的ノート
[NO.78 感染と放射性物質不安から学ぶこと]

NPO法人相双に新しい精神科医療保健福祉システムをつくる会
相馬広域こころのケアセンターなごみセンター長／精神科認定看護師
米倉 一磨 よねくら かずま

私はここ数か月，新型コロナウイルス感染症の対応に追われる日々を過ごしながら，「災害が及ぼす人々への不安とは何か」を考え続けています。福島県では，4月22日現在で65名の感染者がおり，うち12名が南相馬市と報告されています。人口7万人弱の市町村に感染者が急増すると不安は一気に高まります。そして，感染者への非難や噂が広まる様子は，福島第一原発事故後の放射性物質不安を思い起こさせます。避難者への差別は，学校や職場など年齢を問わず広がり，一時は福島県，または福島県内でも特定の地域の住民を差別するようになっていきました。この目に見えない放射性物質に翻弄された経験から，今回の新型コロナウイルス感染症の流行に伴う現時点での心の動きや地域の様子を報告いたします。

 偏見や差別の恐怖

目に見えない脅威は人々を不安や恐怖へ陥れます。不安を上手に対処できない状態になると，不確かな情報を処理できず，間違った解釈で不安を払拭しようとしてしまいます。その不確かな情報は，人へ表現して不安を解消することで次々と連鎖していきます。

2011（平成23）年，当時精神科病院で働いていた私は，衝撃的な経験をしました。3月11日，福島第一原子力発電所事故後，日ごとに病院の職員の数が減っていったのです。放射性物質を恐れるあまり，国が示す屋内退避が信用できず，自主避難を始めたためでした。ただ，一斉に避難した住民が列をなした道は，放射性物質の空間線量が高い道と重なっていました。結果，多くの住民は，「遠くへ離れないと被ばくしてしまう」という不安から，適切な判断ができずにいちばん選んではいけない選択をしてしまったのです。

南相馬市で新型コロナウイルス感染症の感染者が出たときは，差別を含む噂が飛び交いました。それは「お金に余裕があり，東京に遊びにいける余裕のある住民だ」「みんな我慢しているのに」など，その人の行動や背景を責め立てるようなものでした。どう対処するかの議論はなく，デマに翻弄され，恐怖をあおられ，マスクや消毒用のアルコールが買い占められるような状態になったのだと思います。

手洗いなどの徹底によって人に移さないような対策だけでは，不安を払拭できない状態だったのでしょう。

完璧な感染対策未満の矛盾

　元自衛官で感染症対策の知識があるので，感染症対策の徹底を求めるスタッフへ，自衛隊のように防護マスクと全身カッパ（レインコート）の使用を提案しました。しかし，想定とは裏腹に「そこまでしなくてもよいのでは」という反応でした。「防護マスクほどの完璧な感染対策は必要ないが，いまの感染対策では不安がある。でも，何かしなければ落ち着かない」というのがスタッフの正直な気持ちだったと思います。

　私は，その矛盾をスタッフで共有することが急務だと考え，緊急性と重要性が高い対策を，議論する時間と場をもつことにしました。大事なことは価値観の共有です。感染対策は完璧ということはあり得ませんし，個人の経験や価値観で違ってきて当然です。感染症対策にまつわる個人の価値観を統一したうえで事業所の価値観の意思決定をする過程が重要といえます。

弱者の命が奪われない社会のために

　福島第一原子力発電所周囲の医療福祉施設では一部の医療福祉従事者が避難し，人員が不足したことで施設の維持ができず，利用者の急な避難を強いられました。結果，寝たきりの方がリクライニングのないバスで移動せざるを得ない状況となり，多くの弱者の命が失われました。これが，いわゆる災害関連死の多い理由です。もし，パニックにならず，対処方法がわかっていれば，救われた命もあったかもしれません。私はこの教訓が十分に活かされていないと感じています。災害が起こったときのD-PAT（Disaster Psychiatric Assistance Team）が精神科病院への支援に入ることになりましたが，長期入院化を防ぐための予防的観点で支援をする多職種のチームの整備が必要であるのに現実にはなかなか進んでいないからです。

　この地区では，震災後，多くの住民が仮設住宅に入居し，全戸訪問が実施されると，SOSを出しづらいストレスや，急激な環境の変化へ対処できない障がい者や高齢者，ひきこもり，困窮者などの心の問題が表面化し，依頼が急増しました。もしかすると震災前に，予防的観点で弱者やひきこもりへの対応が進んでいれば，心の病への対応も少なくて済んだのかもしれません。今回の新型コロナウイルス感染症の感染が終息すると，地域でも支援につながりにくい困窮者の増加が予想されます。

見えない恐怖から何を得たか

　近年，日本では多くの災害が起こり，行政サービスでは行き届かない支援を補うNPO法人やボランティアなど助け合いの精神が発展しました。しかし，それは予防より，災害が起きてからの支援が中心となっています。災害に強い地域づくりとは，地域の住民同士の見守りや多機関との連携，生活を支えることが重要であるにもかかわらず，医療でさえ経済効率が重視されています。私たちは，起こっていることの本質を考え，対処することが求められています。

精神科認定看護師 実践レポート

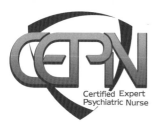

Certified Expert
Psychiatric Nurse

社会福祉法人恩賜財団
静岡済生会総合病院
（静岡県静岡市）
精神科認定看護師
松永深雪
まつなが みゆき

3

身体症状に潜む生きにくさを
ケアする

実践の背景

　総合病院では，くり返し身体症状を訴えるが検査では異常がみつからず，慢性化・遷延化した経過をたどる患者さんに出会うことが少なくありません。客観的データを手がかりに確実かつ迅速に進めることが重要視される現場で，身体的治療が功を奏さないうえに何度も同じ訴えが続くと，医療者は疲弊困憊することもあります。

　当院は精神科リエゾンチーム加算を算定しており，私はそのチームでリエゾン看護師として活動しています。今回は精神障害診断基準DSM-5における「身体症状症および関連症群」[1)]と診断された事例を振り返り，「身体的ケアとこころへのアプローチ」「リエゾンチームと病棟看護師のケアの補完性」を考えます。なお，執筆にあたり，倫理的配慮としてA氏に看護実践の内容を公表することについて口頭で説明し，同意を得ました。また，個人情報保護のため，事例の一部を改変しています。

事例の紹介
リエゾンチームへの依頼

　A氏は50代男性で，右脛骨骨折で3か月間入院しました。その後，右下肢の震えで救急外来を受診，待合室で転倒し，A氏の強い希望があり再入院となりました。

　入院直後から，A氏は名指しでクレームを言ったり，頻回にナースコールをしたり，看護師に威圧するような態度をとり，感情の起伏の激しさがみられました。1週間後，スタッフが疲弊していると病棟師長からリエゾン看護師へ介入依頼がありました。

実践内容　A氏との関係性の構築と
病棟看護師への働きかけ

　私はまず，日常のかかわりで陰性感情を抱く病棟看護師に，その胸のうちを語る機会を設けました。最初は発言を躊躇していましたが，痛みの訴えがまちまちで信憑性が疑われること，大声を出さないようするために傾聴することへの違和感，攻撃的な言葉に対する怒りなど，さ

まざまな感情が表出されました。このような病棟看護師の感情を肯定的に受け止めて、A氏の言動をふまえてケアにつなげることを皆で考える必要性を伝えました。

　次に、A氏に何が起こっているのか知るために、週2回の訪室を行い関係性の構築に努めました。そこでわかってきたことは、両親の他界に続き、同居していた姉が他界し、現在は生活保護を受けて1人暮らしということでした。家族について「うちへ帰ってもどうせ1人」と語る様子が、威圧的な言動の裏にさびしさ、孤独感があるように感じました。その後、精神科医から「身体症状症および関連症群」[1]と診断され、院内の転換性障害患者の標準看護計画を参考に、A氏の個別看護計画を立案しました（表1）。

　担当医、リハビリスタッフ、病棟看護師、ソーシャルワーカー、リエゾンチームによる多職種カンファレンスで、A氏の言動とその背景を共有し、生活力や自立心が損なわれないよう、整形外科外来および精神科専門医療への早期移行をめざす支援を組み立てました。医師は検査に異常がないことを伝え、ワーカーは生活保護の担当員にA氏との面接を依頼しました。私は病棟看護師が迷う場面でのかかわりや予測される事象を記録することで伝達しました。

　精神科医やリエゾン看護師から心身相関を話すと、「足の問題だからストレスではない」と否定しました。2か月かけてリハビリで独歩できるようになりましたが、退院4日前、再び下肢の震えが出現しました。足の調子を尋ねた看護師に、「動かせなんて言ったら、殺すけどね」と攻撃的な発言がありましたが、病棟看護師は、退院への不安を傾聴し、足の震えに対しては統一して対応しました。退院前日、下肢はま

表1　A氏の個別看護計画

1. 患者の症状に振り回されず、なるべく統一した対応をする
2. 身体症状から情緒的問題へ関心が移行するよう動機づけする
3. 自立への自信がもてて、早期に社会生活へ戻れるよう支援する

ったく動かなくなりました。病棟師長から退院延期の提案がありましたが、リエゾンチームから疾病利得による入退院をくり返さないために延期しないことを提案しました。退院前夜、夜勤看護師が30分間A氏の話を傾聴しました。

　退院当日、精神科病院の紹介状を手渡すと、「足がこころの問題って言われても、納得できない」と閉眼したままじっとしていました。タクシーの手配中、「バスで行く」とA氏は突如立ちあがり、跛行しながらバスに乗りました。

結果　退院後の変化

　退院後、整形外科外来に来院したA氏に会い、退院して終わりでなく、ワーカーやリエゾンチームでは心配していることを伝えました。その後、A氏は整形外科診察日に、必ず精神科外来へ立ち寄り、キャップの右端を上げて「よっ」とあいさつし、数分の会話を交わします。足の痛みが続くとこぼすA氏に相槌を打ちながら、気候や日常生活の話題にふれ、「ところで、人との出会いはないですか？」などユーモアを交えた会話をすると、「そんなこと、なかなかないよ」と笑顔で答えました。最近は「（胸をさして）ここのメンタルはいいんだけどさ、（足をさして）こっちのメンタルがやばいんだよね」といった表現をし、週2日フルタイムで仕事を始めたということでした。

考察　身体的ケアを通して，こころにアプローチ

　生きにくさを身体症状で表現する人々は，背景に心理的な葛藤や困難があっても，それについては認めようとしません[2]。身体症状をこころの問題として認めることは，いちばんその人が直視したくなかった状況に気づくことになるからでしょう。

　今回のA氏の背景には強いさびしさや孤独感を感じました。一般病棟の医療者とリエゾンチームは，入院を長引かせず退院にむけたケアを提供しましたが，A氏のこころには響きませんでした。なぜなら，A氏は身体症状をとおして医療スタッフとつながることで安心感を得ていたかもしれないからです。A氏が身体症状を手放すことは，現実的な人間同士のつながりを奪われることと同じと考えました。だから入院中のA氏は，看護師に怒っていたのでしょう。

　そこで退院後はかかわりを見直し，身体化というA氏の症状に関係なく，日常的な人間同士の交流を意識して寄り添いました。その後A氏はユーモアで自分の症状を話せるようになりました。入院から外来へ支援の場がシフトしましたが，これまでの多くのスタッフとの情緒的なやりとりや，足にかかわる身体的ケアをとおして，長い時間をかけて少しずつ「自分は1人じゃない」と感じられるようになり，こころの問題と向き合える勇気が育くまれていったのだと思います。

　総合病院は，急性期の身体疾患を診る（看る）場所であり，当院は平均在院日数が2週間未満であるため，その患者さんだけにとどまっていられない状況があります。そのようななか，精神科と他科では，一見介入の仕方が異なるように見え，葛藤が生じることがあります。たとえば，患者さんが大声で泣いているとき，精神科の医療者は心理的な距離を保ち，しばらく見守ろうとしますが，一般病棟の医療者は，近寄ってどこが痛いのか，原因を探ろうとします。そのため，リエゾンチームでは，医療チーム内をつなぐことを大切にしています。

　その一方，総合病院は身体的ケアをとおしてこころにアプローチする機会が多くあります。対象者のとらえ方を一般病棟の医療者とリエゾンチームが共有することで，生きにくさを抱える人々に寄り添う可能性が開きます。多職種カンファレンスでは，A氏の背景を共有しました。そのうえでていねいな足のケアを行うとき，医療者とAさんの間に人間的・情緒的な交流が行われます。また，退院前日，リエゾンチームは全体の経過からA氏の力を信じて背中を押そうとしましたが，病棟看護師は歩けない現実をありのまま受け止め，転倒に対するケアにより安心感を提供しました。それぞれかかわり方が異なりますが，相互に補完しあえたときに，ケアの可能性はぐんと広がるのです。

　私は今後も精神科認定看護師として，葛藤と連携をくり返しながら，総合病院の多様性を活かし，相互に補完しあう看護を，探求していきたいと思っています。

〈引用・参考文献〉

1）American Psychiatric Association, 高橋三郎, 大野裕監訳：DSM-5 精神疾患の分類と診断の手引. 医学書院, p.155-160, 2014.
2）武井麻子：系統看護学講座 専門分野II 精神看護学2 精神看護の展開. 医学書院, p.201, 2019.

情 報 コ ー ナ ー

過去実施問題を販売中

　精神科認定看護師の資格取得のプロセスには，受講資格審査と認定試験という試験があります。これらの試験勉強の参考として，過去実施問題を販売しています。

受講資格審査とは？：精神科認定看護師教育課程の入学試験。試験は，小論文と書類審査があります。合格すると，資格が取得できる研修会を受講できます。

認定試験とは？：精神科認定看護師の資格を認証する試験。精神科認定看護師教育課程を修了すると受験できます。試験は，筆記試験，小論文，口頭試問があり，受験の機会は2回までです。合格すると精神科認定看護師になります。

販売名	主な内容	価格（税込）
精神科認定看護師 受講資格審査過去実施問題集	過去3年分の小論文問題を掲載しています。	550円
第23回 精神科認定看護師認定試験	平成30年度の筆記試験問題です。基礎科目（100問），専門基礎科目（100問）のセットになっています。解答はついていません。	1,100円
第24回 精神科認定看護師認定試験	令和元年度に実施された筆記試験問題です。セットの内容は第23回のものと同じです。	1,100円

●お申し込みからお届けまでの流れ

日本精神科看護協会のお申し込みサイトにアクセス（https://www.secure-cloud.jp/sf/1569479133ukZlrpxh）

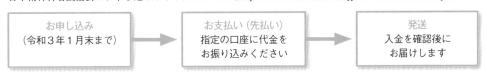

第15回精神科認定看護師受講資格審査について

　現時点（令和2年5月1日時点）では，出願期間は9月，小論文試験は11月4日を予定しています。しかし，新型コロナウイルスの感染拡大の状況によっては予定を変更させていただくことがあります。今年度の受講資格審査については7月にお知らせします。また，新型コロナウイルス感染拡大のため，4月から12月に実施する予定であった今年度の精神科認定看護師教育課程の研修会，演習，実習を中止しています。それに伴い，次年度の教育課程の実施についても当初の予定と変更となる場合があります。最新情報は随時，日本精神科看護協会のホームページなどでお知らせします。

【精神科認定看護師制度に関するお問い合わせ先】

一般社団法人日本精神科看護協会認定事業担当（電話：03-5796-7033）

精神科看護
THE JAPANESE JOURNAL OF PSYCHIATRIC NURSING

NEXT ISSUE

次号予告

2020年6月20日発売

2020

7

特集

新型コロナウイルス感染症 (COVID-19) とメンタルヘルス

組織全体で考えたい看護職のメンタルヘルス
新型コロナウイルス感染症への不安とどう向き合うか
患者・利用者の調子の揺れにどう対応するか
メンタルヘルス向上を支援する人材の育成

EDITING POST SCRIPT

◆人間たちが活動を自粛していることにより，インド北部で数十年ぶりにヒマラヤ山脈が眺望されたり，観光地の海に海洋生物が増えたり，自然環境が改善されているというニュースを見聞きします。はかり知れない大きな地球の力！ 人間としてはご勘弁願いたい状況も，地球，自然にとってはむしろ正常に戻っているだけのことなのか？ と思えば，人間の立場についてあらためて考えさせられるところがあります。とは言いつつ，仕事するにも不都合があるし，友だちと遊ぶのも恋しく思う自分。自然と欲深さのせめぎ合いで葛藤しております。　　　　　　　　　　　　　　　　　　　　　　　(C)

◆近所の犬。ビリー。人の運動不足の解消に過度に付き合わされて，みるみる痩せていく。元来散歩好きのビリー。このごろは外出を嫌がるようになったよう。あげく最近は人の顔をみると吠えるようになってしまった。なんだかかわいそうなことになっている。　　(S)

■お詫びと訂正
2020年5月号p.074に掲載した岩渕いずみ様の職位に誤りがありました。お詫びして訂正いたします。
　　誤)「看護**部長**」
　　正)「看護**師長**」

STAFF

◆編集委員会(五十音順)
小宮博美(千葉県立保健医療大学健康科学部)
佐藤恵美子(一般財団法人聖マリアンナ会東横惠愛病院)
早川幸男(一般社団法人日本精神科看護協会)
中村博文(茨城県立医療大学保健医療学部)
◆協力　一般社団法人日本精神科看護協会
◆EDITOR
霜田 薫／千葉頌子
◆DESIGNER　田中律子／浅井 健
◆ILLUSTRATOR　BIKKE
◆発行所
(株)精神看護出版
〒140-0001　東京都品川区北品川1-13-10
　　　　　　ストークビル北品川5F
TEL.03-5715-3545／FAX.03-5715-3546
http://www.seishinkango.co.jp/
E-mail　info@seishinkango.co.jp
●本書に掲載された著作物の複製・翻訳・上映・譲渡・公衆通信(データベースの取込および送信可能化権を含む)に関する許諾権は，小社が保有しています。

2020年6月号　vol.47　No.6　通巻333号
2020年5月20日発行
定価(1,000円+税)
ISBN978-4-86294-237-1

精 神 科 看 護

定期購読のご案内　月刊「精神科看護」は定期購読をおすすめします。送料，手数料は無料でご指定のご住所へお送りいたします。バックナンバーからのお申し込みも可能です。購読料，各号の内容，申し込み方法などは小社webサイト (http://www.seishinkango.co.jp/) をご確認ください。

「精神科看護」定期購読申し込み用払込取扱票

平素はご愛読いただき、誠にありがとうございます。本票にて定期購読のお申し込みを承ります。書店にて定期購入をお申し込みされる場合は、この払込取扱票は使用しないようにお願いいたします。なお、下記の定期購読料には送料、消費税が含まれております。

◆2020年12月31日まで、下記の購読料となります。

【お問い合わせ】精神看護出版 営業企画部　TEL：03-5715-3545　e-MAIL：info@seishinkango.co.jp

※ご記入いただいたお客様の個人情報は、ご注文商品の送付や小社のサービス提供、改善の目的以外に使用することはございません。

払込金受領証

口座番号	0 0 1 5 0	6	1 2 9 9 0 8
加入者名			株式会社 精神看護出版
金額	千 百 十 万	1 6 2 千 百 十 円	
払込人住所氏名			
料金			
特殊取扱			

受付局日附印

記載事項を訂正した場合は、その箇所に訂正印を押してください。

切り取らないで郵便局にお出しください。

払込取扱票

02 東京	口座番号	0 0 1 5 0	6	百十万千百十 1 6 2	番号 9 9 0 8	金額

加入者名　株式会社 精神看護出版

料金・特殊取扱

通信欄

「精神科看護」定期購読申し込み（12ヵ月分）

　　　年　　　月号　通巻　　　号より

　□増刊号あり 15,400円
　□増刊号なし 13,200円　申込みます。

＊ 2020年増刊号
タイトル：「精神科訪問看護（仮）」

注 □内に✓をつけてください。
注 この払込取扱票は、定期購読専用です。

□自宅 □勤務先

ご住所　〒　　　－

ご施設名

お名前

TEL　　　－

通常払込料金加入者負担

払込人住所氏名

受付局日附印

＊2020年12月31日まで有効

（私製承認東第39998号）

裏面の注意事項をお読み下さい。（郵政事業庁）

これより下部には何も記入しないでください。

この受領証は、郵便局で機械処理をした場合は郵便振替の払込みの証拠となるものですから大切に保存してください。

（ご注意）
この払込書は、機械で処理しますので、本票を汚したり、折り曲げたりしないでください。

・この払込書をお預けになるときは、引替えに頂いた証を必ずお受け取りください。

・ご不明な点がございましたら下記へお問い合わせください。
リーダイヤル（0120-108420）

（郵政事業庁）

この払込取扱票の裏面には、何も記載しないでください。

池田 碧さん⑵⑼・真央さん⑷⑴

撮影場所：愛知県名古屋市

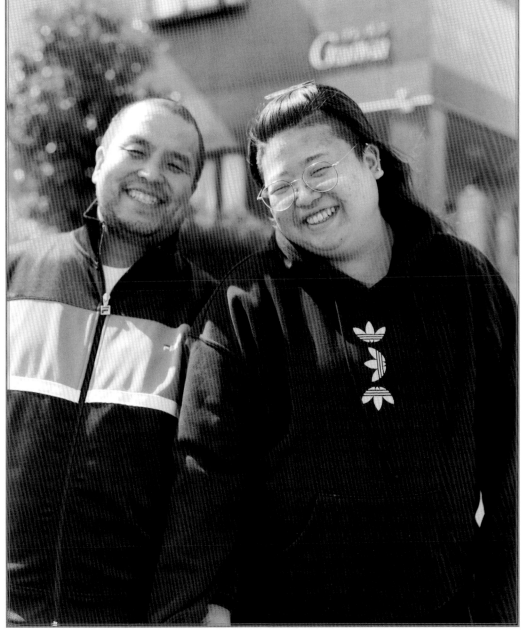

「穏やかに暮らしていきたい」

碧さんが放つ言葉に深みを感じた。2人と一緒にいる時間は、心地のいい流れだった。

新婚のお2人は、まさに穏やかだった。碧さんが入院していたとき、仲間から真央さんを紹介してもらった。「真央さんは人見知りなんです。怒らなくて、やさしいんですよ」と2人の会話には笑顔が絶えない。

「私、14歳のころから入退院をくり返してきたけど、やっぱり町で暮らしていきたい」

碧さんは16歳まで暮らしていた東京を飛び出して、祖父母が暮らす愛知県にきた。

その話を聞き、"自らの選択で自分の場所を探したんだ"と思えた。そして心地よさを求め、いまにたどり着いた。

「私、いま、いちばんいい場所にいると思っています」

穏やかさの背景には医師、看護師がいる。もちろん、それは真央さんがそばにいてのことだ。

株式会社 **精神看護出版**

〒140-0001
東京都品川区北品川 1-13-10 ストークビル北品川 5F
TEL：03-5715-3545　FAX：03-5715-3546
http://www.seishinkango.co.jp/

ISBN978-4-86294-237-1
C3047　¥1000E

9784862942371

1923047010001

精神看護出版の本

リカバリーストーリーとダイアログ

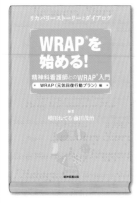

WRAP®を始める！
―精神科看護師とのWRAP®入門 第2弾
● WRAP（元気回復行動プラン）編 ●

【編著】増川ねてる
（アドバンスレベルWRAPファシリテーター／特定非営利活動法人東京ソテリア ピアサポーター）

藤田　茂治
（訪問看護ステーションりすたーと所長／WRAPファシリテーター）

A5判　296頁　2色刷り
2018年6月刊行
定価（本体価格 2,000円＋税）
ISBN978-4-86294-060-5

『WRAP®を始める』待望の続編ついに刊行！

『リカバリーのキーコンセプトと元気に役立つ道具箱編』の発刊から2年あまり……。ついに，続編である『WRAP（元気回復行動プラン）編』が刊行となりました。本書で紹介しているのは6つのプラン（日常生活管理プラン・引き金のプラン・注意サインのプラン・調子が悪くなってきているときのプラン・クライシスプラン・クライシスを脱したときのプラン）。これらのプランは前書で紹介した「道具箱」を使いこなしていく仕組みです。WRAPは自分のトリセツ（取扱説明書），それを作るかどうかは皆さん次第，でも作ってみると，きっといまとは違った世界が見えてくるはず。

● 本書の目次 ●

第 *1* 章　*WRAPの概要*
About WRAP
Recovery Story 1・Dialogue 1

第 *2* 章　日常生活管理プラン
Daily Maintenance Plan
Recovery Story 2・Dialogue 2・Column 1

第 *3* 章　引き金のプラン
Triggers
Recovery Story 3・Dialogue 3・Column 2

第 *4* 章　注意サインのプラン
Early Warning Signs
Recovery Story 4・Dialogue 4・Column 3

第 *5* 章　調子が悪くなってきているとき
When Things are Breaking Down
Recovery Story 5・Dialogue 5・Column 4

第 *6* 章　クライシスプラン①
Crisis Plan①
Recovery Story 6・Dialogue 6

第 *7* 章　クライシスプラン②
Crisis Plan②
Recovery Story 7・Dialogue 7

第 *8* 章　クライシスプラン③
Crisis Plan③
Recovery Story 8・Dialogue 8・Column 5

第 *9* 章　クライシスを脱したときのプラン
Post Crisis Plan
Recovery Story 9・Dialogue 9・Column 6

第 *10* 章　WRAPを使う
Recovery Story 10・Dialogue 10

※掲載内容は事前に予告なく変更を行うことがあります。